TRATAMIENTO Y PREVENCIÓN DEL ALZHEIMER

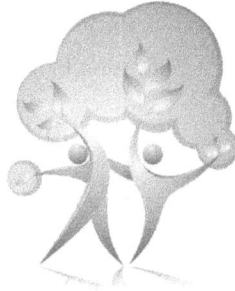

GUÍA PARA EL PACIENTE Y SU FAMILIA

Treinta Preguntas Contestadas por
un Experto en Alzheimer

Richard S. Isaacson, M.D.

Profesor Asociado de Neurología Clínica
Universidad de Miami—Facultad de Medicina Miller

Publicado en los EEUU por AD Education Consultants, Inc.
Miami Beach, FL USA

Para solicitar una copia, o para más información, visite:
www.TheADplan.com/espanol
www.facebook.com/AlzheimersDisease

ISBN 978-0-9831869-4-6

Diseño de portada: Ciara Gaglio • www.cng-designs.com
Diseño interior: Gary A. Rosenberg • www.garyarosenberg.com
Traducción: Morella Díaz-Zangen y María Eugenia Izquierdo

*A mi tío Bob, y mis primos Cynthia,
Frankie, y Guy*

*A la prima de mi padre,
Charlotte, y a su esposo, Phil*

*Y a mis pacientes
y sus maravillosos cuidadores:
Los admiro.*

Contenido

Sección 3. Prevención del Alzheimer

Recursos para pacientes, cuidadores, familias y proveedores de atención médica

Nota del Autor

"¡Vaya, qué fiesta!" Estas no son las típicas palabras que usted espera encontrar al inicio de un libro sobre el difícil tema de la enfermedad de Alzheimer (EA). Pero estas son las palabras que me vienen a la mente cuando recuerdo a mi increíble tío Bob, la primera persona en mi vida a la que le diagnosticaron la enfermedad. Mi tío Bob siempre estaba feliz, sonriente, contando chistes, y sin duda, *siempre* fue el espíritu de la fiesta. El Alzheimer primero le robó su memoria a corto plazo, y luego su capacidad para cuidar de sí mismo, pero nunca permitiré que esta enfermedad nuble los recuerdos que tengo de la persona tan increíble que él fue para mí.

En 1961, mi tío Bob estaba pintando una casa en Brooklyn, Nueva York, cuando le preguntó a la mujer que lo contrató, "¿Quién es esa linda chica de la foto?" Mi abuela Ruth le respondió con orgullo, "Esa es una foto de mi querida hija" El le preguntó a mi abuela si ella le permitiría presentársela a su sobrino. Varios meses después, se conocieron mi padre y mi madre.

Mi tío Bob no sólo presentó a mi madre y padre,

sino que varios años después tuvo de nuevo un profundo efecto en mi vida. Cuando yo tenía tres años, en una fiesta en la que nos bañamos en la piscina de la casa de mi tía Carol, caí a la piscina y desaparecí bajo el agua. De inmediato, y por instinto, el tío Bob se metió al agua para salvarme, mientras mi primo Jeff salió buscando ayuda. ¡No tengo palabras para expresar los muchos motivos por los que agradezco lo que él hizo para que yo llegara (y me mantenga) hasta aquí hoy en día!

Mi tío Bob comenzó a padecer de Alzheimer cuando yo apenas estaba comenzando la facultad de medicina. Resultaba frustrante que aunque la medicina había avanzado tanto, hasta esa fecha básicamente no existían tratamientos para la enfermedad. Varios años después, y apenas unos meses después de culminar mi entrenamiento en Neurología, otro miembro de la familia comenzó a mostrar señales de la enfermedad de Alzheimer. Estas experiencias personales me han infundido empatía y motivación para dedicar mi carrera profesional a combatir esta enfermedad tan desafiante.

Como Neurólogo en el ambiente académico (Facultad de Medicina Miller de la Universidad de Miami), he dedicado mi tiempo a tres áreas: al cuidado del paciente, a la investigación, y a la docencia. Enseño a los estudiantes de medicina y residentes de Neurología en la clínica ambulatoria y al pie de la cama en el Hospital Jackson Memorial, el tercer hospital público más grande y el tercer hospital universitario más grande en los Estados Unidos. Además, he dado conferencias a la facultad y al estudiantado en Medicina Interna, Medicina de Familia, Psiquiatría, y Geriatría en la Universidad de Miami y en varias otras instituciones. He sido invitado a dar conferencias sobre el tema de los "Avances recientes en el manejo de la enfermedad de Alzheimer" en todo el país. A estas conferencias asisten médicos de diferentes especialidades, así como enfermeras, enfermeras especializadas, asistentes médicos, y otros miembros del equipo de atención médica.

He descubierto que bien sea que me esté dirigiendo a un grupo de neurólogos en un centro médico académico grande en el noreste del país, o a un grupo de médicos y enfermeras especializados en medicina familiar en una pequeña práctica privada en el centro del país, existe una brecha importante entre los potenciales tratamientos para la enfermedad de Alzheimer y lo que se recomienda en realidad a los pacientes.

Esta brecha en el tratamiento, y las experiencias personales de los miembros de mi familia, mis pacientes y amigos cercanos, me impulsaron a escribir este libro.

—Richard S. Isaacson, MD

Agradecimientos

Este libro no hubiera sido posible sin la ayuda y colaboración de varias personas. Mi familia desempeñó un papel significativo en mi desarrollo como individuo y como médico. Mi padre fue mi modelo a seguir más grande, y mi hermano el más influyente en mi carrera y mi vida—les doy mil gracias a los dos por su amor y apoyo infinito. Sería un descuido de mi parte si no agradeciera a mi madre, a mi hermana Suzee, a mis cuñados Bárbara y Mike, y a mis ocho sobrinos y sobrinas. Un especial agradecimiento para: los Drs. Chris Papasian y Daryl Thompson (por enseñarme en mis inicios de la facultad de medicina y por haber guiado mi camino desde entonces); los Drs. Clifford Saper, Michael Ronthal, y Louis Caplan (por su asesoría, entrenamiento, y por exigir el más alto nivel de cuidado neurológico); los Drs. Sacco, Pankau, Cohen, Zadikoff, Savitz, y Benatar; Ranee; la Familia Helfner; todos mis maestros y consejeros de la Escuela Superior Commack por sentar las bases de mi educación y futuro (Jack McGrath, Bruce Leon, Sal Sinito, Ron Vale, y Dr.

Doug y Susan Dreilinger); mis mejores amigos Chris, Justin, Reza, Brett, Dave, Jonattan, Brandon, Mike, Tonnie, Janie, Harold, Zoilyn, Niko, Steve, Janette y Dr. Andy Tarulli; Cheryl Fawn por sus sugerencias útiles sobre la importancia de la nutrición y una dieta adecuada; Karina Lifschitz; H. Ron Davidson; Ciara Gaglio por el diseño de la portada; y por último pero no menos importante, los Yankees de NY (¡por ser la mejor franquicia deportiva de todo el Universo!)

Introducción

LA ENFERMEDAD DE ALZHEIMER: UNA ACTUALIZACION

Información general

La enfermedad de Alzheimer (EA) es una condición en la cual el individuo pierde progresivamente su memoria y su capacidad para pensar. Generalmente, los pacientes atribuyen estos cambios cognitivos al proceso natural de envejecimiento. Sin embargo, al transcurrir el tiempo, se deteriora la memoria a corto plazo y entre las limitaciones más comunes se encuentran la pérdida de orientación (por ejemplo, no saber qué fecha es), dificultades en la comunicación (como encontrar las palabras correctas al hablar), cambios de comportamiento, y disminución de las facultades mentales. Algunos ejemplos de la pérdida de la memoria son perder continuamente cosas, como las llaves y el teléfono celular. No saber donde se colocan las cosas, olvidar citas, y repetir las mismas cosas una y otra vez también son síntomas comunes que podrían estar relacionados con la memoria y/o la concentración. El primero de los signos observables de la EA quizás no sea la pérdida de la memoria, pero en cambio podría se un estado anímico depresivo, una pérdida de interés en actividades placenteras, un cambio de personalidad, incremento en la ansiedad, o incluso un cambio en los patrones de dormir. Creo firmemente en el diagnóstico temprano, por lo tanto les recomiendo a los pacientes que busquen atención médica apenas detecten los primeros síntomas. Se puede acudir a diferentes especialistas para que realicen la evaluación, incluyendo los de atención primaria (como el internista o el médico de cabecera), neurólogos, siquiatras geriátricos, o geriatras (que se especialicen en el cuidado de pacientes mayores de 65 años). Recalcando lo que he mencionado tantas veces, mientras más temprano se diagnostique, más temprano recibirá tratamiento, y mientras más temprano reciba tratamiento, mejor le irá al paciente.

La EA es la forma más común de demencia, y representa aproximadamente dos terceras partes de todos lo casos. El envejecimiento es el principal factor de riesgo en esta enfermedad. De hecho, las estadísticas más recientes demuestran que uno de cada siete individuos de 71 años o más sufren de demencia, y más de 45% de los individuos mayores de 85 años tienen Alzheimer. Según las estadísticas de la Asociación de Alzheimer para el 2012, hay más de 5.5 millones de personas en los Estados Unidos con Alzheimer, y este número casi se triplicará para el año 2050.

Tratamiento y Prevención

En su mayoría, las estrategias de tratamiento y de prevención que se discuten en este libro se orientan hacia anomalías biológicas específicas que ocurren en la enfermedad de Alzheimer. El objetivo de muchos de los medicamentos con prescripción que se utilizan para tratarla es incrementar las sustancias químicas en el cerebro que ayudan a la memoria y en el comportamiento (para más información sobre equivalentes de medicamentos de EEUU en Latinoamérica y España, consulte Apéndice E). Estas sustancias químicas se han deteriorado progresivamente en el cerebro de los pacientes con Alzheimer. Las otras intervenciones que se discutirán podrían estar orientadas a reducir la inflamación del cerebro (es decir, ácidos grasos omega-3), mejorar el flujo sanguíneo (es decir, optimizar el control de la presión arterial, azúcar en la sangre y colesterol), reducir la cantidad de depósitos perjudiciales de proteína (por ejemplo, el ejercicio), o suministrar mayor 'combustible' al cerebro para que funcione (por ejemplo, el alimento médico, una dieta muy baja en carbohidratos). El Alzheimer es una enfermedad muy complicada y los científicos aún no entienden íntegramente todas sus complejidades. Se ha demostrado que algunas de las opciones que se discuten en este libro han funcionado o tienen el potencial para funcionar, pero aún no está claro el porqué. Un buen ejemplo de esto es el ejercicio. Durante años los médicos han recomendado el ejercicio para el tratamiento y la prevención de la enfermedad de Alzheimer porque "es bueno para usted". ¡Esta no es una respuesta científica! Por años los médicos han postulado que el ejercicio aumenta el flujo de sangre al cerebro o libera químicos al torrente sanguíneo los cuales mejoran la memoria y la habilidad de pensar, pero faltaba la evidencia. Ahora entendemos que el ejercicio regular puede ayudar a aumentar el flujo de sangre al cerebro y tenemos más conocimientos sobre cuáles son los químicos específicos que se liberan y cómo mejoran el funcionamiento del cerebro.

Los datos recientes demuestran que el ejercicio regular mantiene la función cardíaca y eso en sí se relaciona con mayor volumen del cerebro. Recientemente, los científicos han descubierto que el ejercicio reduce la proteína patológica llamada "amiloide" en un cerebro con EA. Una discusión más detallada de la neurobiología de la enfermedad de Alzheimer y cómo "funciona" cada intervención para el tratamiento y prevención está fuera del alcance de este libro. Basta con decir, sin embargo, que aunque quizás no sepamos exactamente cómo algunas de estas intervenciones funcionan para mejorar los síntomas o demorar el inicio del Alzheimer, existe cierta evidencia clínica y/o científica de su efectividad.

Criterios de diagnóstico

Si bien este libro se enfoca principalmente en las estrategias de prevención y tratamiento de la EA, quisiera revisar brevemente los dos criterios más utilizados para diagnosticar esta enfermedad. Por muchos años, los médicos han utilizado los criterios del "DSM-IV" para diagnosticar el Alzheimer. DSM son las siglas del "Manual de Diagnóstico y Estadística de los Trastornos Mentales" *[Diagnostic and Statistical Manual of Mental Disorders]* publicado por la Asociación de Psiquiatría Americana en el 2000. Para cumplir con los criterios de la EA, un paciente necesita presentar con un inicio de problemas de memoria y uno o más de los siguientes:

1. problema con las destrezas de lenguaje o habla (denominado "afasia")

2. dificultad para realizar movimientos o tareas, como

peinarse, cepillarse los dientes, o conducir (denominado "apraxia")

3. dificultad para reconocer objetos como un control remoto de la televisión o un lápiz (denominado "agnosia")

4. deterioro de la capacidad de juicio o destrezas para pensar en las actividades cotidianas (denominada "función ejecutiva")

Cuando estas dificultades causan un deterioro funcional capaz de interferir con las actividades normales de la vida diaria, representan un declive del funcionamiento previo, que se inicia gradualmente y luego progresa lentamente, y no puede ser explicado por otra enfermedad no relacionada al cerebro (por ejemplo, disfunción de la tiroides, "pseudodemencia" por depresión), se considera que es muy consistente con un diagnóstico de demencia.

Las primeras etapas de la EA se denominan frecuentemente "enfermedad de Alzheimer leve." A medida que progresa la enfermedad, los médicos pueden entonces llamarla EA moderada, y según continúe progresando, EA severa. No existe un consenso claro entre médicos sobre cuándo usar los términos *leve*, *moderado*, o *severo*. Algunos médicos utilizarán los resultados de las pruebas cognitivas, y otros basarán su conclusión en la manera como el paciente está funcionando diariamente.

En Abril 2011, se publicaron criterios nuevos para el diagnóstico del Alzheimer basados en las recomendaciones de un panel de expertos reunidos por el Instituto Nacional sobre el Envejecimiento (una agencia gubernamental de investigación) y la Asociación de Alzheimer (un organismo sin fines de lucro) de los Estados Unidos. Estos criterios incluyen tres "etapas" de la EA:

1. un diagnóstico de demencia debido a la enfermedad de Alzheimer

2. un diagnóstico de disminución cognitiva leve (MCI) debido a la enfermedad de Alzheimer

3. enfermedad de Alzheimer "preclínica".

Estas tres calificaciones son útiles ya que establecen un marco para avances futuros en la EA mediante la incorporación de "biomarcadores" en los criterios de diagnóstico. Un biomarcador es un indicador que se puede emplear para diagnosticar con mayor precisión la EA, como un examen de sangre o un estudio radiológico. A la fecha de publicación de este libro, no existe ninguna prueba que en sí pueda diagnosticar con 100% de certeza la EA, aunque en el futuro esto podría ser posible. A modo de ejemplo, la evidencia más temprana de la

EA comienza a estar presente en el cerebro muchos años antes de que podamos observar síntomas clínicos en los pacientes. Esperamos que en el futuro podamos realizar una prueba sencilla (por ejemplo, de sangre, líquido cefalorraquídeo, imagen del cerebro) y luego comenzar el tratamiento muchos años antes de que comiencen los síntomas de la EA.

Como se menciona en los criterios de diagnóstico nuevos, la disminución cognitiva leve (también denominada MCI) se caracteriza comúnmente por cambios en la habilidad para pensar que han sido identificados por un médico, pero estos cambios aún no han impactado las actividades cotidianas del paciente. En mi experiencia clínica, y ahora en base a los criterios nuevos, los pacientes con MCI en su mayor frecuencia suelen tener "pre-Alzheimer," o AE prodrómica (en riesgo de desarrollar la EA). Los pacientes en esta categoría pudieran beneficiarse de una variedad de intervenciones que pueden ser más adecuadas si se aplican al principio de la pérdida de la memoria. Actualmente, se están llevando a cabo varios estudios de investigación científica que estudian este importante campo.

Pruebas diagnósticas

El aspecto más crucial del diagnóstico de la Enfermedad de Alzheimer es lo que los doctores denominan la "historia clínica". Un médico hablará con el paciente, los miembros de la familia, y los amigos para aprender acerca de los problemas con la memoria específicos. Luego le hará preguntas específicas al paciente y realizará un examen físico, haciendo preguntas para "poner a prueba" la memoria y evaluar las habilidades para pensar. Después, el médico posiblemente solicitará unos estudios radiológicos (por ejemplo, un tomografía computarizada del cerebro [CT-*siglas en inglés*] o un estudio de imágenes por resonancia magnética [MRI-*siglas en inglés*]) y pruebas de laboratorio (como los análisis de sangre) para ayudar a determinar la causa de sus síntomas. Cuando doy charlas a proveedores de salud en el país, les sugiero recomendaciones específicas que pueden ayudar a mejorar su habilidad para llegar a un diagnóstico preciso de la EA. Al ordenar un MRI del cerebro, solicitar cortes finos a nivel del hipocampo ("centro de memoria" del cerebro) o del lóbulo temporal (es decir, secuencia MPRAGE o protocolo de epilepsia, sin contraste) podría ser una manera más "sensible" para detectar anomalías en dicha área.

Cuando solicito los estudios de resonancia magnética, le pido al radiólogo que valore si hay atrofia del hipocampo (o si el centro de la memoria del cerebro se ha "encogido"), pero lo más óptimo es que un clínico con experiencia en Alzheimer revise las imágenes, si es posible. Por cada MRI que ordeno, reviso las imágenes yo mismo. La mayoría de los médicos no se sentirán cómodos con esto, pero ciertos especialistas de la EA tienden a estar de acuerdo con este enfoque. En mi práctica clínica, cuando un diagnóstico no está claro, con frecuencia considero una prueba cognitiva detallada, denominada la "prueba neuro-psicológica." Además de realizar las pruebas, los neuropsicólogos frecuentemente hacen recomendaciones excelentes basándose en los déficits cognitivos específicos que se identifiquen. Ocasionalmente, también ordeno otro estudio radiológico, llamado tomografía por emisión de positrones (PET-*siglas en inglés*) cuando el diagnóstico no está claro.

Incremento de casos de Alzheimer

Muchos expertos sienten que el incremento en el número de casos de la EA también se debe a una variedad de factores distintos del envejecimiento de nuestra población, como la capacidad mejorada de hacer un diagnóstico más exacto. Note que esto sugiere que la incidencia de la EA habría sido mucho mayor en años anteriores, pero no ha sido hasta ahora que hemos podido percatarnos de eso. Con los avances en el campo de la medicina, los médicos ahora pueden identificar pacientes con EA de diferentes maneras. Hemos aprendido mucho acerca del cerebro y el envejecimiento del cerebro, y podemos usar la información recopilada para hacer un diagnóstico mucho más exacto de la enfermedad de Alzheimer que en el pasado.

Otros expertos sienten que basados en la evidencia científica, uno de los motivos por los que ha habido un incremento en el número de casos de EA es el cambio en la dieta y los patrones de nutrición, particularmente en los Estados Unidos. Como mi colega el Dr. Christopher Ochner, un miembro del profesorado de la Facultad de Médicos y Cirujanos de la Universidad de Columbia me ha enseñado, el tamaño de las porciones, la ingesta promedio de las comidas, la obesidad en adultos, y la obesidad infantil son cuestiones críticas que deben ser tratadas y podrían ciertamente estar relacionadas. La comida rápida está en cada esquina, los alimentos procesados en cada máquina expendedora, y hay azúcar, azúcar, y más azúcar añadida a prácticamente a todo lo que está a nuestro alcance. Las personas están comiendo más grasa y menos frutas y vegetales que nunca antes. Esta "dieta occidental" ha sido estudiada ampliamente y los resultados demuestran que este tipo de dieta está asociada con un mayor riesgo de desarrollar la EA (trataremos este tema más adelante). Hoy en día, la mayoría de nosotros comprende que el azúcar es "malo" cuando se trata de una condición bien conocida como la diabetes. Pero lo que aún no se ha entendido a cabalidad son los efectos a corto y a largo plazo de los carbohidratos (es decir, el azúcar) sobre la enfermedad de Alzheimer.

Cualquiera sea el motivo de esta explosión de casos de EA, en mi práctica clínica, yo considero "cualquier cosa y todo, siempre y cuando sea seguro". Los capítulos que siguen revisan el enfoque que uso con mis pacientes y sus familias.

CONSIDERACIONES GENERALES SOBRE EL TRATAMIENTO (SECCIÓN 2—CAPÍTULOS 3-20)

"Se debe hacer todo tan sencillo como sea posible, pero no más sencillo".

—ALBERT EINSTEIN

Es probable que muchas de las intervenciones detalladas en este libro no hayan sido mencionadas durante sus visitas al consultorio médico. ¿Por qué ocurre esto? Desde el inicio de mi preparación para ser médico, siempre mantuve una pregunta en mente, "¿Qué puedo aprender y qué puedo hacer para mejorar la vida de los pacientes con la enfermedad de Alzheimer?"

Recopilé las perspectivas de diferentes médicos, pacientes, cuidadores, enfermeras, sicólogos, y otros profesionales de la salud relacionados con el tema. Estudié la literatura científica, leí los artículos publicados en las revistas médicas, y asistí a congresos y conferencias sobre la investigación neurológica en los Estados Unidos y otras partes del mundo.

Después de terminar mi preparación como médico, decidí especializarme y enfocarme 100% en la enfermedad de Alzheimer. Durante estos últimos quince años, he recopilado todo lo que he aprendido y he observado, tratando pacientes y discutiendo las realidades cotidianas de la enfermedad de Alzheimer con sus cuidadores.

Existen varias maneras de ver mi filosofía general sobre cómo tratar la enfermedad de Alzheimer (EA). Como resultado de mi experiencia personal y mi historia familiar con el Alzheimer, procuro tratar a mis pacientes exactamente igual a como trataría a los miembros de mi propia familia. Tomo mis decisiones considerando el índice de riesgo-beneficio de cualquiera de las intervenciones. Si el riesgo es bajo, y el potencial del beneficio es moderado o alto, entonces lo sugiero. Si un paciente o cuidador me pide que haga "cualquier cosa y todo, con tal de que, en general, sea algo seguro", los escucho. Les doy mi mejor opinión médica para que tengan las herramientas necesarias para combatir la enfermedad.

Varios de los expertos en enfermedad de Alzheimer, nacionales e internacionales, con los que he conversado no están de acuerdo con todos los aspectos del enfoque que practico. Varios de estos expertos aplican la "Perspectiva de la Sociedad" por oposición a la "Perspectiva Individual" para cuidar al paciente con Alzheimer a la que yo me adscribo.

Por ejemplo, una de las recomendaciones que hago como un complemento a mi plan de intervención multimodal para la enfermedad de Alzheimer es sugerir cambios específicos en la nutrición (como, por ejemplo, bajo en carbohidratos, bajo en grasa saturada, y alto en antioxidantes), incluyendo la consumición de pescados con niveles altos de ácidos grasos Omega-3. Más específicamente, los tipos de ácidos grasos Omega-3 sobre cual les hablo a mis pacientes son el ácido docosahexaenoico (DHA), junto con una menor cantidad de ácido eicosapentaenoico (EPA). El DHA y el EPA son unos tipos de ácidos grasos Omega-3 que se encuentran comúnmente en el pescado. Existen varios estudios que demuestran el beneficio potencial de estos Omega-3 (por medio de dieta y/o suplementos) en la enfermedad de Alzheimer. Sin embargo, la consumición de pescados alto en DHA y EPA, y los suplementos de DHA/EPA no han sido aprobados por la Administración de Drogas y Alimentos de los Estados Unidos *[Food and Drug Administration-FDA]* para el tratamiento del Alzheimer y por lo tanto los médicos no pueden prescribirlos. La FDA *(Food and Drug Administration, por sus siglas en inglés)*, es una agencia gubernamental que está a cargo de la regulación de medicamentos y alimentos.

Después de leer los estudios científicos, y con base en la evidencia de la eficacia junto con la seguridad relativa, empecé a recomendar a mis pacientes que consumieran pescados con un alto contenido de DHA y EPA, y que complementen su dieta con un suplemento nutricional (en cápsula o líquido). Después de unos cuantos años, me convencí de que este enfoque era bien tolerado, tenía un costo razonable, y parecía ser útil como complemento en varios pacientes, especialmente aquellos que se encontraban en las primeras etapas de la enfermedad de Alzheimer.

Una vez más, si un paciente o un cuidador me dice, "Quiero hacer cualquier cosa y todo lo que sea posible para combatir esta enfermedad, siempre y cuando lo que usted me indique que haga es relativamente seguro", formarán parte de mi intervención los cambios específicos en la dieta (que se detallan en los próximos capítulos) y suplementos de aceite de pescado (DHA más que EPA). Para estos pacientes, basándome en mi experiencia clínica, los datos científicos, y la seguridad relativa, sugiero cambios como incrementar los Omega-3 nutricionales de pescado, combinados con uno de tres tipos específicos de suplementos (cápsulas o líquido) con los que más experiencia tengo.

Es verdad que, hasta el momento de publicación de este libro, no hemos tenido suficientes estudios científicos bien diseñados (ensayos prospectivos, aleatorizados, doble ciegos, controlados con placebo) que permitan a los médicos determinar con plena certeza cual pacientes con Alzheimer, si existen, responderán con seguridad al DHA. El estudio más reciente fue publicado en la Revista de la Asociación Americana de Medicina [*Journal of the American Medical Association—*

JAMA] en noviembre del 2010. Este estudio utilizó el aceite de pescado con DHA derivado de algas y encontró que 2 gramos de DHA solo no ayudó a cada uno de los pacientes (cuando se miraron en grupo), pero *sí* ayudó a un subgrupo de pacientes con una composición genética específica (APOE4 negativo, hablaremos de esto más adelante). Hasta 45% de los pacientes con Alzheimer son APOE4 negativo, y como tal, en mi práctica, aunque no haya realizado pruebas genéticas, recomiendo esta intervención (especialmente en las primeras etapas de la enfermedad).

Hasta que se realicen más estudios, la FDA no permitirá que los médicos prescriban el DHA. Tampoco existen estudios que comparen el costo de tomar estos suplementos con el ahorro que representaría para el paciente y/o al sistema de salud pública, al mejorar la calidad del cuidado. Existe una amplia variedad de precios del aceite de pescado (con las cápsulas de DHA de alto poder de las marcas más óptimas costando aproximadamente veinte a veinticinco dólares al mes, y el DHA líquido a aproximadamente treinta dólares al mes). Como tal, muchos de mis estimados colegas, y quizás algunos de los médicos que le están brindando cuidado a Usted o a su ser querido, no recomiendan consumir pescado ni tomar suplementos de DHA/EPA (pero usualmente tampoco recomiendan que no lo haga).

Otro motivo que no muchos han escuchado sobre estas intervenciones es que el médico tratante probablemente no tiene tiempo suficiente para explicar en detalle todas las posibles opciones de tratamiento, y educar a los pacientes y sus cuidadores sobre la enfermedad. En el medio académico, soy muy, muy afortunado ya que cuento con una hora (o más) para cada paciente que atiendo. Por lo menos la mitad de esta visita la dedico solamente a discutir las opciones de tratamiento, ponderando los riesgos y beneficios, y educando a los pacientes y a sus cuidadores sobre cómo atender de la manera más óptima su enfermedad.

En base a mi experiencia clínica, parece que utilizando este plan multimodal de cuidado del Alzheimer, a mis pacientes suele irles mejor (especialmente en los primeros años después del diagnóstico) que a la población estándar de pacientes que se ha publicado. ¿Por qué ocurre esto? Si bien no tengo datos científicos que demuestren que mi enfoque multidisciplinario es mejor que el cuidado "estándar", puedo decir con honestidad que:

1. Este es exactamente el mismo plan de cuidado que yo le ofrecería a los miembros de mi propia familia.

2. He recomendado este plan a un sinnúmero de pacientes por muchos años con bastante éxito y satisfacción del paciente y el cuidador.

3. Todas las recomendaciones se fundamentan en un cierto grado de evidencia científica y un índice de riesgo-beneficio favorable.

4. Estas sugerencias siguen las solicitudes de mi paciente y cuidador de ofrecerles "cualquier cosa y todo lo posible" que tenga el potencial de ser beneficioso en su lucha contra el Alzheimer.

Creo firmemente que las opciones que cubriremos en los Capítulos 3 a 20 darán el mayor potencial de éxito en la lucha contra la Enfermedad de Alzheimer. Si bien no hemos conseguido aún la "bala mágica" o "píldora mágica" para curar el Alzheimer, estoy seguro de que en el futuro la lucha con la enfermedad de Alzheimer es una batalla que podemos ganar.

Declaración del Autor: El Dr. Isaacson ha trabajado como asesor/consultor científico por compañías que venden los medicamentos inhibidores de la colinesterasa aprobados por la FDA, el alimento médico regulado por la FDA, y el sitio web www.therapyfor memory.com.

CONSIDERACIONES GENERALES SOBRE LA PREVENCIÓN (SECCIÓN 3—CAPÍTULOS 21–30)

"No podemos sacar conclusiones firmes sobre la asociación de ningún factor de riesgo modificable con el deterioro cognitivo o la enfermedad de Alzheimer."
—CONFERENCIA NIH SOBRE EL ESTADO DE LA CIENCIA, ABRIL 2010

Pareciera bien contradictorio que usted está por leer una sección de un libro que se titula "Prevención del Alzheimer" después de leer la cita arriba. Los Institutos Nacionales de la Salud *[National Institutes of Health–NIH]* de los Estados Unidos llegaron a la conclusión de que hasta el mes de abril del año 2010, no se pueden hacer recomendaciones firmes que disminuyan con seguridad la posibilidad de desarrollar la EA.

Está demás decir que no estoy de acuerdo con la cita anterior. El Dr. Carl Sagan, el gran científico, escritor, y astrónomo estadounidense resumió mi perspectiva en la cita siguiente: "La ausencia de evidencia no implica la evidencia de la ausencia". Los NIH y la FDA (agencias gubernamentales de los Estados Unidos) tienen la insuperable tarea de no sólo tratar de ayudarnos, sino también protegernos de un daño. Como tal, sin una evidencia definitiva, estas agencias nacionales no pueden sacar conclusiones sobre la prevención del deterioro cognitivo o de la enfermedad de Alzheimer. Como se ha mencionado anteriormente, si un individuo me pregunta si existe alguna cosa que él o ella pueda hacer para bajar su riesgo de desarrollar la EA, o por lo menos algo que se pueda hacer para retardar potencialmente el inicio de los síntomas, yo le responderé con exactamente las mismas recomendaciones que se detallan en esta sección. Este punto se analiza una vez más en mayor detalle en el Capítulo 1.

Si bien de ninguna manera puedo estar seguro que alguna de estas recomendaciones detendrá o retardará al 100% el inicio de la EA, basándome en la relación favorable de riesgo- beneficio, y basándome en la evidencia científica disponible, estas son exactamente las mismas recomendaciones que he dado a mis pacientes y a los familiares de los pacientes que sufren de Alzheimer. De igual modo, se las sugeriría a mi propia familia y amigos.

¿Habrá alguna vez un fármaco capaz de prevenir el Alzheimer? No en el futuro cercano, de ninguna manera en los próximos cinco años, y quizás en mucho más tiempo (si ocurre). La definición legal de un fármaco, en resumen, es un artículo destinado a ser utilizado para diagnosticar, curar, atenuar, tratar, o prevenir una enfermedad. El proceso usual de aprobación de un fármaco toma muchos, muchos años (desde el desarrollo del fármaco hasta la aprobación final de la FDA). Esto se debe a que se requiere una evidencia sustancial de que el fármaco tendrá el efecto que alega tener. En general, un fármaco diseñado para prevenir una condición como el Alzheimer necesita ser extremadamente seguro, porque algunas personas estarán expuestas solamente al riesgo del fármaco (ya que quizás nunca padezcan la enfermedad).

Hay quienes en el campo de la salud consideran que hallar un fármaco que detenga el envejecimiento cognitivo conlleva a su vez cuestiones sociales y éticas. Defienden esta posición de tal manera que hasta podrían impedir la aprobación de un fármaco en el futuro para evitar que la gente se convierta en seres cognitivamente "súper-normales."

Recientemente, asistí a una conferencia de uno de los "altos" funcionarios de la FDA. Si bien siento un gran respeto profesional por este individuo, él considera que los riesgos a largo plazo de retardar o prevenir el deterioro cognitivo no valen la pena frente a la posibilidad de los efectos secundarios. Una vez más, respetuosamente, estoy en desacuerdo con esto. En ambas áreas de la enfermedad de Alzheimer, y en el deterioro cognitivo en general, apoyo totalmente que se haga cualquiera y todas las cosas con una relación riesgo-beneficio favorable.

Desde el punto de vista filosófico, mi plan de prevención es muy similar a mi plan de tratamiento del Alzheimer que se detalla en la Sección 2. Mi plan de prevención se enfoca más en modificaciones de estilo de vida que son mejores si se inician más temprano que tarde, y suelen ser recomendables al inicio de por lo menos la cuarta década de la vida. Mi plan también se apoya en el uso de suplementos, específicamente el ácido graso Omega-3 DHA. Como comenté anteriormente en la introducción al tratamiento, existe cierta evidencia que demuestra que el uso de suplementos de DHA puede retardar el deterioro cognitivo en pacientes con enfermedad de Alzheimer leve que tienen una composición genética específica. Cuando se trata de la prevención, existen algunos datos recientes (publicados en noviembre de 2010 en la Revista *Alzheimer y Demencia*, de la Asociación de Alzheimer) que indican que los adultos mayores de 55 años con deterioro cognitivo relacionado con la edad demostraron mejorías en sus destrezas de la memoria después de tomar 900 mg de suplementos de DHA a base de algas cada día. Si bien se requiere mucha investigación para repetir estos hallazgos y aclarar qué tipos de aceite de pescado funcionan mejor, la evidencia científica me ha llevado a recomendar los suplementos del aceite de pescado a pacientes con riesgo de padecer la enfermedad de Alzheimer.

Si bien existen varias consideraciones que son claves en la prevención, le presto bastante atención a la dieta y la actividad social y física. Revisaremos estudios que demuestran que estas intervenciones pueden proteger al cerebro y retardar el desarrollo del Alzheimer. Tenemos como ejemplo que se ha estudiado la dieta y el enriquecimiento conductual tanto en humanos como animales. En diciembre del 2010, Krikorian y sus colegas publicaron un estudio en *Neurobiología del Envejecimiento* (*Neurobiology of Aging*) que compara una dieta alta en carbohidratos con una dieta muy baja en carbohidratos en pacientes con disfunción cognitiva leve. Se trata de un estudio aleatorizado de 23 pacientes durante 6 semanas. Este estudio demostró beneficios significativos en el grupo bajo en carbohidratos en la memoria verbal, además de la pérdida de peso, reducción en la circunferencia de la cintura, disminución en el nivel de azúcar en la sangre en ayunas, y disminución en la insulina en ayunas. Si bien se necesitan estudios más detallados para determinar el potencial para prevenir y para investigar las razones biológicas por las cuales estos cambios nutricionales podrían funcionar, esta evidencia emocionante respalda las sugerencias dietéticas que les doy a mis pacientes en riesgo. En el caso de los animales, los perros (de raza Beagle) pueden usarse como un "modelo" para estudiar la enfermedad de Alzheimer.

A medida que los perros envejecen, tienen una mayor susceptibilidad al "Alzheimer de perros" o el Síndrome de Disfunción Cognitiva Canina. Estos perros desarrollan síntomas similares a los seres humanos (¡aunque no esperaría que pierden llaves o que no sepan donde dejaron su teléfono celular!), y también presentan una patología en el cerebro que es similar, pero no idéntica (depósito de la proteína beta-amiloide) a los humanos.

Un estudio realizado hace más tres años por el Dr. Carl Cotman y sus colegas de la Universidad de California en Irvine investigó si las intervenciones de nutrición y dieta podrían posiblemente reducir el envejecimiento en el cerebro y proteger la cognición en los perros. Los investigadores del estudio deseaban determinar si los antioxidantes nutricionales reducirían el daño oxidativo de las células del cerebro. La dieta antioxidante tenía varios de los antioxidantes que recomendaré más adelante (por ejemplo, la espinaca) así como otros suplementos que fueron elegidos para ayudar a proteger la mitocondria (que es la parte de la célula responsable del metabolismo de la energía y se ve afectada por la EA). Además de los cambios en la dieta, se incluyó el ejercicio (caminar o correr tres veces a la semana) y se aumentó la socialización (los perros pudieron ejercitarse y jugar juntos).

Para el segundo año del estudio, era evidente que la

intervención de la dieta y el comportamiento estaba funcionando. Para el tercer año, el grupo de la intervención (combinación de dieta y ejercicio y socialización) mantuvo las destrezas de pensamiento, pero las destrezas de pensamiento del otro grupo se deterioraron (cerca de 80% de los perros ya no podían mantener su función cognitiva previa). De hecho, los animales del grupo de la intervención recuperaron su capacidad de realizar una tarea que solamente podían hacer cuando eran más jóvenes. A un nivel neurobiológico, el grupo de la intervención presentó un menor daño oxidativo en las células del cerebro, y un incremento en la eficacia de la cadena respiratoria. Las enzimas de la defensa antioxidante también incrementaron, lo que se correlacionó con los resultados de las pruebas cognitivas. Los incrementos en una proteína importante denominada factor neurotrófico derivado del cerebro *[BDNF-siglas en inglés]* también se pronunciaron en el grupo de tratamiento, y alcanzaron los niveles hallados en animales más jóvenes. El BDNF es extremadamente importante ya que esta proteína ayuda a la supervivencia de las células cerebrales, y estimula el crecimiento de células cerebrales nuevas y conexiones en el cerebro. El BDNF se encuentra activo en el área del cerebro que es mayormente responsable de la memoria, llamada el hipocampo. Estos estudios se publicaron en la *Revista de Neurociencia,* y en la revista *Neurobiología del Envejecimiento*, por el Dr. Cotman y sus colegas.

El mensaje que nos queda de esta investigación es que la combinación del ejercicio y el enriquecimiento conductual se sinergiza con la dieta para optimizar la salud del cerebro y el desempeño cognitivo. La integración de los elementos de socialización en el ejercicio podría resultar ser un factor clave, aunque este aspecto necesita ser estudiado más a fondo. Es necesario probar estos hallazgos en seres humanos y ello tomará varios años, pero ¿por qué esperar? Cubriremos varios cambios en el estilo de vida que pueden hacerse (con la aprobación y supervisión del médico tratante) que pueden reducir la posibilidad de desarrollar Alzheimer o retardar el inicio de los síntomas del deterioro cognitivo.

Cambiar el comportamiento, especialmente conductas de toda la vida, puede resultar bastante difícil, pero no imposible. Tengo que literalmente rogarle y suplicarle a algunos de mis pacientes para que hagan ejercicio y se alimenten mejor. Brindo cuidado a un médico de 68 años retirado recientemente, quien vino a verme ante la insistencia de su esposa debido a "cambios cognitivos." Ella estaba preocupada ya que el padre de su esposo había sido diagnosticado con Alzheimer y ella quería estar segura que él no estuviera desarrollando los primeros signos del Alzheimer.

Luego de una evaluación completa, todo salió normal, pero su esposa preguntó si había alguna cosa que pudiera hacer para reducir el riesgo de que él desarrollara la enfermedad de Alzheimer en el futuro. Le redacté una receta médica y le dije que la colocara en la puerta de su refrigerador. ¿Qué anoté? ¡Haga ejercicio! Tres a cuatro veces a la semana, por 30 a 45 minutos cada sesión, Reposición: 100.

Unas cuantas semanas más tarde, su esposa llamó para comunicarme que él se negaba a hacer ejercicios. Conversé con él por teléfono e hice lo mejor que pude para animarlo a que aumentara su nivel de actividad, incluyendo trabajar con un entrenador personal una a dos veces por semana para ayudar a mantener el progreso.

Unas cuantas semanas después, llamé a la esposa para ver cómo iban las cosas. No era de sorprender, aún se negaba a seguir mis instrucciones. Su próxima visita de control estaba programada para unos cuantos meses después, y esta vez le pedí al paciente que asistiera acompañado de su esposa y su hija (quien también es médico) a la próxima visita. El paciente aceptó. Cuando llegó el día de su visita, yo confiaba en que con la ayuda de su familia, y un entrenador personal, por fin lograríamos empezar a ver algún progreso.

La visita llegó. Su esposa e hija no se presentaron a la cita. El paciente aún se negaba a hacer lo que le había pedido. Así que opte por despedir al paciente de mi consultorio.

Que desafortunado que la situación haya tenido que llegar hasta este punto, pero en retrospectiva, me alegra que haya ocurrido. Este evento fue la chispa que me motivó a poner las cosas en orden. Una cuantas horas después, recibí una llamada telefónica de la esposa excusándose. Al día siguiente, recibí una llamada similar de su hija. En la próxima visita, su esposa y sus tres hijos se presentaron (incluyendo a dos que viajaron desde otros estados). Pasé más de una hora y media con toda la familia inmediata revisando el plan de prevención. Durante los próximos meses, y para sorpresa de la familia, el paciente no solo comenzó a hacer ejercicio, sino que también empezó a comer mejor (siguiendo mis recomendaciones). El paciente no sólo se sintió mejor, sino que su esposa observó que sus destrezas de pensamiento también habían comenzado a normalizarse. El ejercicio regular, una dieta mejorada, y las actividades estructuradas resultaron en un incremento de energía, un mejor humor, y una memoria más aguda. De hecho, tanto el paciente como la familia adoptaron mis recomendaciones. Tres años más tarde, el paciente todavía está "normal" y los miembros de la familia ahora están dedicados al cuidado de su padre.

A aquellos lectores que se les dificulta seguir algunas de estas recomendaciones, o tienen problemas para motivar a sus seres queridos a que sigan algunos de los aspectos del "plan", les ofrezco varias sugerencias útiles. Primero, recurra a la ayuda de un profesional de la salud calificado y programe visitas de seguimiento regulares. Algunos pueden beneficiarse de la asistencia de un entrenador personal, consejero, nutricionista, o entrenador de vida. Involucrar a los miembros de la familia y apoyarse unos a otros para estar motivados es una de las mejores maneras—cenas saludables en familia o en grupo, sesiones de ejercicio, y actividades sociales que le ayudarán a mantener al grupo comprometido. Recuerde el dicho, "Roma no se construyó en un día". Intente escoger uno de los dos aspectos en los que se enfocará, comience poco a poco, y comprenda que la recompensa que recibirá en el futuro bien vale la pena los esfuerzos de ahora. ¡No hay mejor inversión que la salud de uno mismo o la de nuestros seres queridos!

1. ¿Cuáles son las mejores estrategias para tratar y prevenir el Alzheimer?

Yo tengo un enfoque bastante amplio para el tratamiento y la prevención de la enfermedad de Alzheimer, que es diferente de muchos otros médicos. Les digo a mis pacientes que las recomendaciones que les doy serían exactamente las mismas que le daría a un miembro de mi familia, y realmente es así. No existe una píldora mágica o la cura para el Alzheimer. Desde el punto de vista de mi experiencia clínica y la evidencia científica disponible, creo que existen varias intervenciones farmacológicas y no farmacológicas que resultan beneficiosas. La seguridad es de vital importancia y casi todos los tratamientos y estrategias de prevención que recomiendo en general son seguros y en cierto grado cada uno tiene evidencia de efectividad. Muchos médicos sienten que necesitan una extensa investigación para probar la efectividad de una intervención antes de recomendarla. El tipo de ensayo conocido como ensayo clínico aleatorio, doble ciego, controlado con placebo es el "patrón de oro" de este tipo de investigación. Estoy de acuerdo con esta declaración; sin embargo, hay una limitación importante: aún no se han realizado muchos de estos ensayos, son difíciles o muy costosos para realizarlos y quizás no se lleven a cabo en varios años, si es que se realizan. Trato de equilibrar la evidencia científica (denominada medicina basada en evidencia), con las observaciones de mi práctica clínica a lo largo de los años, algo que denomino "práctica fundamentada en experiencia". Para mayor información sobre esta filosofía, léase la Introducción antes de la Sección 1.

El Dr. Louis Caplan, Profesor de Neurología en la Facultad de Medicina de Harvard, fue una de las figuras más influyentes en mi desarrollo como médico. Pasé algún tiempo con el Dr. Caplan primero como estudiante de medicina en 1999, de nuevo como residente de Neurología (2002–2005), y más recientemente, en Junio 2011, cuando fui invitado de nuevo para dar una conferencia dentro del marco de los "Grand Rounds" en Neurología en el Instituto Médico de la Facultad de Medicina de Harvard. He tenido el privilegio de haber pasado este tiempo profesionalmente con el Dr. Caplan, pero la oportunidad en la que más disfruté su compañía fue en realidad fuera del ambiente del hospital. Primero, cuando ganamos un concurso para jugar un partido de softball en Fenway Park en el año 2004 (¡algo que no fue fácil para un aficionado apasionado de los Yankees de Nueva York!) y luego en un juego de fútbol americano entre los New England Patriots vs. Miami Dolphins en el 2009. (En realidad soy un gran aficionado de los NY Jets por lo que me mantuve neutral respecto al resultado del juego). Me quedaría corto al decir que el Dr. Caplan me ha enseñado mucho sobre el arte y la ciencia médica a lo largo de estos diez años.

El Dr. Caplan escribió un artículo en la Revista de Enfermedades Neurológicas *[Reviews in Neurological Diseases]* (2007) titulado "¿Cómo ayuda la medicina 'fundamentada en evidencia' a los neurólogos al tratar a pacientes individuales? *["How well does 'evidence-based' medicine help neurologists care for individual patients?"]* En este artículo, declara que aquellos que defienden la medicina fundamentada en evidencia han establecido un requisito previo para lo que consideran evidencia fidedigna: el ensayo clínico aleatorio, doble ciego, controlado y/o las revisiones sistemáticas (o metanálisis) de varios ensayos de investigación aleatorios controlados. Sin embargo, el Dr. Caplan expone (y estoy completamente de acuerdo) que la evidencia de los grandes ensayos terapéuticos no siempre se puede aplicar al cuidado de pacientes individuales. Estos estudios producen información sólo sobre el posible beneficio de una estrategia de tratamiento específico (por ejemplo, una droga experimental) entre un grupo grande de pacientes heterogéneos con una enfermedad o condición específica. Algunos ensayos pueden resultar positivos, pero el beneficio de éstos podría ser muy poco o prácticamente ninguno para la mayoría de los pacientes con la condición específica que se estudió. Otros estudios pueden demostrar que cierto tratamiento es beneficioso, aunque podría tener otros riesgos y hacerles daño a otros pacientes con la misma condición.

De nuevo, siento que "apegarse a los libros" y seguir estrictamente sólo lo que se ha comprobado científicamente podría resultar en detrimento para los pacientes. Estoy de acuerdo con el Dr. Caplan en cuanto a que los médicos "deben dedicar más tiempo investigando qué le pasa a cada paciente y conocer sus circunstancias, situación familiar, angustias psicosociales y económicas, pensamientos, miedos, inclinaciones y deseos". Considerando aquellos aspectos, sólo en ese momento puede un médico utilizar su mejor opinión científica, combinada con el arte de la medicina para hacer las recomendaciones más razonables para aquellos a quienes trata. Es bajo esta filosofía, sopesando los riesgos y beneficios de cada paciente individual, en la cual fundamento mi tratamiento y consideraciones de prevención.

El otro aspecto importante sobre mi enfoque integral hacia el Alzheimer es el principio biológico de la sinergía. Creo firmemente en este concepto; existe un efecto sinérgico al utilizar una combinación de intervenciones para el tratamiento y la prevención de la EA. Este concepto es aparente en una variedad de condiciones humanas. Por ejemplo, consumir alcohol hace que sus reflejos sean más lentos y altera la capacidad para pensar. Por lo tanto, los individuos no deben consumir alcohol y operar maquinaria pesada o conducir un vehículo. Sin embargo, si un individuo tiene privación de sueño, está hablando por celular, leyendo un mensaje de texto, y ha tomado alcohol antes de manejar, el efecto sinérgico de todos estos aspectos negativos aumentará de manera significativa la posibilidad de un accidente automovilístico. Las intervenciones detalladas en las Secciones 2 y 3 hacen énfasis en el potencial de la sinergía positiva combinando el tratamiento y las estrategias de prevención. Por ejemplo, el Capítulo 5 enfoca las maneras de incrementar la efectividad de las drogas para la enfermedad de Alzheimer añadiendo una vitamina que está generalmente disponible, el Ácido Fólico.

Existe evidencia teórica y científica que da a entender que seguir dicho plan integral podría lograr efectos mayores de los que puede proveer un solo componente. Este aspecto es otro problema fundamental de los ensayos clínicos; dichos estudios (ensayos aleatorios) generalmente tratan de encontrar beneficios de una intervención aislada en lugar de la combinación de varias al mismo tiempo. Es muy difícil estudiar científicamente más de una intervención por vez ya que se hace imposible determinar con precisión cuál de los aspectos fue verdaderamente efectivo, y cuál es el que probablemente haya causado daños. El enfoque multimodal que analizo se construyó sobre muchos años de experiencia clínica con estos métodos.

*Por favor, **tenga en cuenta:** Varias de las estrategias para el tratamiento y la prevención son básicamente las mismas. Por ejemplo, en mi práctica clínica recomiendo un enfoque específico en la nutrición que podría ser beneficioso en el espectro de la EA. Aunque muchos lectores leerán este libro de principio a fin, otros lectores podrían enfocarse únicamente en el contenido del tratamiento (Sección 2) o de la prevención (Sección 3). En este sentido, existe una gran cantidad de información que está repetida casi textualmente en cada sección. De esta manera se garantiza que los lectores no se pier-*

dan alguna parte de la información importante, y no tendrán que volver una y otra vez de una sección a otra para leer extractos del contenido. Si se da cuenta que la sección que está leyendo es una de las partes repetidas de una sección anterior, siéntase libre de saltarla o releerla, lo que sea conveniente para su estilo de aprendizaje o intereses.

2. ¿Cuáles son algunos de los últimos avances en la investigación de la enfermedad de Alzheimer?

Hemos avanzado mucho respecto a nuestro conocimiento de la EA. De hecho, el último año nos ha aportado varios adelantos. En la Conferencia Internacional de la Asociación de Alzheimer (AAIC) del 2011, los investigadores presentaron varios hallazgos nuevos importantes. Un nuevo modelo matemático de los factores de riesgo para la EA sugirió que reducir las conductas basadas en el estilo de vida (como muchos de los discutidos en este libro) en un 25% podría potencialmente prevenir millones de casos de EA en el mundo, y casi 500.000 en los Estados Unidos (Barnes y colegas). Entre los factores de riesgo que se tomaron en consideración se encuentran la diabetes, presión arterial alta en la mediana edad, obesidad en la mediana edad, fumar, actividad física inadecuada, nivel bajo de logros académicos, y depresión. Modificar los factores de riesgo podría disminuir los riesgos de la EA y, como analizaremos más adelante, también podría retardar el avance o la gravedad de los síntomas de la EA.

Otro estudio trató de determinar qué factores estaban más relacionados con mantener la capacidad de pensar a medida que las personas envejecen. Estos factores incluían baja puntuación en mediciones del estrés, ansiedad, depresión, y trauma (Steinberg y colegas). Más adelante en el libro hablaremos acerca de la importancia de este tema.

Una de las terapias bajo investigación activa hoy en día es el medicamento bapineuzumab, que es una forma de "inmunoterapia pasiva" estudiada para la EA leve o moderada. Si bien aún no se ha determinado la efectividad de este medicamento, la data más reciente ha demostrado que el bapineuzumab fue generalmente bien tolerado y los efectos secundarios eran mayormente leves (Salloway y colegas).

Otro estudio presentado en esta conferencia ayudó a aclarar la relación que existe entre el trauma al cerebro y la disminución cognitiva leve (Yaffe y colega). Los veteranos que experimentaron una lesión traumática el cerebro mostraron el doble de posibilidad de desarrollar demencia. Otro estudio encontró que los jugadores retirados de fútbol americano de la NFL estaban en un riesgo elevado de MCI cuando eran comparados con personas que no eran atletas y eran significativamente más jóvenes que los que no eran atletas con MCI (Randolph y colegas). Estos hallazgos recalcan la importancia de proteger el cerebro contra traumas lo más posible, especialmente en aquellos con el riesgo de desarrollar la EA. Hace varios meses, evalué a un ex-jugador de fútbol americano de 65 años de edad en mi clínica. Su esposa, una enfermera, había leído la edición pasada de este libro y había implementado varias de las sugerencias bajo la supervisión de su médico tratante. Sus síntomas se iniciaron a la edad de 60 años, y durante los últimos cinco años, el ha continuado a deteriorarse lentamente, aunque muy lento. El es uno de los muchos pacientes en mi práctica con una historia de traumas repetidas a la cabeza. Es alentador que en el año pasado, debido a los resultados de estos estudios, se han hecho cambios activos y continúan haciéndose para proteger a aquellos en riesgo (por ejemplo, los equipos de fútbol americano de ciertas universidades prestigiosas han minimizado el número máximo de prácticas de contacto total cada semana).

Uno de nuestros lectores de la edición pasada de este libro nos envió sus comentarios y específicamente nos pidió si la siguiente edición podía incluir algunas de las últimas tendencias de la investigación sobre la MCI. Además de los nuevos criterios de diagnóstico de la EA que incorporan a la MCI mencionados anteriormente, otro estudio fue presentado en la AAIC en relación a los factores que predicen la conversión de la MCI a la EA. Los pacientes con MCI pueden tener problemas con la memoria, destrezas de comunicación, u otras capacidades para pensar que pueden ser observados, pero no afectan las actividades de la vida diaria. Una investigación nueva realizada en seis países (Estados Unidos, Australia, Francia, Alemania, Suecia, y el Reino Unido) ha demostrado que los factores que pueden indicar el progreso de la MCI a la EA incluyen depresión, ansiedad, edad, factores de riesgo cardio-vascular, y niveles bajos de educación. En dichos casos, debe iniciarse un estudio de diagnóstico integral, y deben considerarse intervenciones para tratar los síntomas y retardar el inicio de la EA. En mi experiencia clínica, mientras más temprano se comience el tratamiento multimodal, mejor son los resultados del paciente.

Si después de leer este libro desea compartir sus comentarios de como mejorar las ediciones futuras para que sean más útiles para usted, por favor visite este enlace para llenar una breve encuesta: www.surveymonkey.com/s/TheADplanEspanol

Antes de publicar la próxima edición de este libro, seleccionaremos al azar a 50 personas que completen la encuesta y les enviaremos una copia gratuita del libro cuando salga a la venta (además, y como una muestra especial de nuestro agradecimiento, lo inclui-remos en una rifa de una tarjeta de regalo de Amazon.com por $100). Este libro fue escrito para todos aquellos que se encuentran en el "frente" de la EA: pacientes, cuidadores, familiares, e incluso pro-veedores de atención médica. Si hay algo que podamos hacer para que este libro lo ayude más, por supuesto, queremos saberlo.

3. ¿Qué tipos de tratamientos deben ser considerados para el Alzheimer?

La terapia multimodal es esencial para la enfermedad de Alzheimer. Las dos modalidades en las que me estoy enfocando incluyen la farmacológica y la no farmacológica.

Consideraciones Farmacológicas

Los agentes farmacológicos que tomo en consideración caen en una de tres categorías principales:

1. Drogas (o Medicamentos)

2. Suplementos (o Nutracéuticos)

3. Alimentos Médicos

Actualmente existen cuatro medicamentos aprobados por la FDA que generalmente se utilizan para las distintas etapas de la enfermedad de Alzheimer (para más información sobre equivalentes de medicamentos de EEUU en otros países, consulte Apéndice E). La FDA es la Administración de Drogas y Alimentos de los Estados Unidos *[Food and Drug Administration, por sus siglas en inglés]*, una agencia gubernamental que está a cargo de la regulación de medicamentos y alimentos. Asimismo considero un número de suplementos y, recientemente, alimentos médicos. Aunque muchos de nosotros estamos familiarizados con las drogas aprobadas por la FDA, es importante analizar las similitudes y diferencias entre cada uno de estos tratamientos.

Medicamentos aprobados por la FDA

Los medicamentos con receta son los tratamientos más estudiados para Alzheimer en términos de efectividad y seguridad. La FDA revisa la investigación de estas drogas y aprueba (o rechaza) indicaciones explícitas para el uso de estas drogas. Estas afirmaciones específicamente para la enfermedad de Alzheimer deben estar respaldadas por los estudios clínicos y científicos más exhaustivos y bien diseñados. Estos estudios están diseñados para destacar los potenciales problemas de seguridad, y al mismo tiempo estar pre-aprobadas por la FDA. Las drogas aprobadas por l FDA tienen una hoja de información, denominada prospecto, que contiene información valiosa. Los pacientes deben leer y seguir las recomendaciones detalladas en el Prospecto y formular cualquier pregunta sobre la administración del medicamento directamente a su médico tratante.

Un medicamento con receta puede afirmar que "cura, trata, previene, o mitiga los efectos de los síntomas de una enfermedad específica". Para obtener un medicamento, los pacientes deben solicitar una receta de su médico y llevarla a un farmaceuta autorizado.

Suplementos

Los suplementos dietéticos, conocidos también como nutracéuticos, son productos que no requieren receta médica y su objeto es complementar la dieta y mantener buena salud y función regular. Generalmente los suplementos están disponibles de una variedad de fuentes, incluyendo supermercados, establecimientos de alimentos naturales, farmacias y en el Internet. Un suplemento puede contener cualquier combinación de los siguientes ingredientes: vitaminas, minerales, hierbas medicinales u otros productos botánicos, aminoácidos, sustancias dietéticas utilizadas para suplementar la dieta al incrementar el consumo total dietético (por ejemplo, enzimas de tejido u órganos), o un concentrado, metabolito, reconstituyente o extracto.

Al leer la etiqueta de algún suplemento que afirma tener algún efecto sobre la estructura o función del cuerpo, espere encontrar lo siguiente, "La FDA no ha evaluado esta declaración. El objeto de este producto no es diagnosticar, tratar, curar o evitar alguna enfermedad". Con el fin de obtener información adicional, lea sobre el término "suplemento dietético" según lo define la Ley de Salud y Educación sobre Suplementos Dietéticos (DSHEA) de 1994, o visite www.Medical-NutritionFacts.com

Alimentos Médicos

La Ley de Medicamentos Huérfanos (Enmienda de 1988) define un alimento médico como "un alimento formulado para el consumo o administración oral bajo la supervisión de un médico, destinado para el control dietético específico de una enfermedad o condición para la cual se establecen los requisitos específicos nutricionales mediante evaluación médica, basados en principios científicos reconocidos."

Estos agentes terapéuticos son un grupo heterogéneo de fórmulas que comprenden una categoría de protocolos médicos relativamente nueva definidos por el Congreso, y están sujetos a regulación por parte de la FDA.

Los alimentos médicos lograron la designación (GRAS) "Generalmente Reconocida Como Seguro", el estándar de seguridad más alto del FDA otorgado a los alimentos cuyos componentes deben cumplir una fórmula. Adicionalmente, a diferencia de los suplementos nutricionales de venta sin prescripción, estos requieren supervisión y receta médica.

Los alimentos médicos y suplementos nutricionales son de clasificación selectiva y no son intercambiables. Los alimentos médicos deberán demostrar, mediante evaluación médica, que cumplen con las necesidades nutricionales determinadas de una población específica de enfermos, antes de su comercialización. En cambio, los suplementos nutricionales están destinados para adultos normales, saludables y no requieren pruebas de eficacia previas a su comercialización. Los alimentos médicos requieren, además, *supervisión médica y una receta médica.*

En resumen, los alimentos médicos son productos médicos para un fin nutricional específico, a diferencia de suplementos dietéticos los cuales son un producto para el consumidor con el fin de complementar la dieta y mantener buena salud y un funcionamiento normal.

Consideraciones no farmacológicas

Asimismo, considero enfoques no farmacológicos. Algunos ejemplos incluyen ejercicio físico y mental, musicoterapia, y modificación de la dieta. Más adelante en el libro se darán más detalles sobre estos.

Aunque no se ha comprobado, existen varias intervenciones que podrían ayudar a combatir el estrés oxidativo en las células del cerebro. La reducción de este tipo de estrés en el cerebro podría proteger contra la enfermedad de Alzheimer. Se debe hacer un estudio más profundo de los antioxidantes, a través de un gran ensayo clínico aleatorio, doble ciego, controlado con placebo. No obstante, existe evidencia en animales que estos agentes tienen beneficios potenciales.

4. ¿Cuáles son las consideraciones de tratamiento con medicamentos para el Alzheimer?

El objetivo de la primera clase de medicamentos aprobados por el FDA es incrementar el químico en el cerebro que es principalmente responsable de la memoria. Este químico se denomina Acetilcolina y estos medicamentos ayudan a detener su degradación en el cerebro. Como tal, estos se denominan inhibidores de la acetilcolinesterasa, o en términos más sencillos, inhibidores de "degradación del químico de la memora". Existen tres drogas de uso común en esta categoría y cada una tiene características específicas que los médicos consideran al recetarlas para pacientes individuales.

Cabe destacar que estos medicamentos funcionan de manera distinta en distintos pacientes, y mi definición de "éxito" no siempre significa una mejora "significativa". Soy feliz cuando los pacientes mejoran, pero también estoy satisfecho cuando los pacientes comienzan a estabilizarse mientras se encuentren en estos tratamientos. En mi experiencia clínica, aproximadamente 30–40% de los pacientes en estos medicamentos se mejoran, 30% se quedan en la misma base de referencia y 30% continúa deteriorándose. Debido a que es imposible predecir cuál paciente responderá, soy un defensor del tratamiento (ya que existe una relación riesgo-beneficio aceptable que se debe discutir detalladamente con el médico del paciente).

Todos los medicamentos tienen un factor de riesgo y los pacientes y sus cuidadores deben entender íntegramente los efectos secundarios. En un mundo ideal, los médicos educarían a sus pacientes y cuidadores detalladamente no sólo sobre cómo funcionan los medicamentos sino cómo minimizar los efectos secundarios utilizando estos agentes de la manera más efectiva. En general, el enfoque de "comenzar con poco e ir aumentando lentamente" es el mejor— recuerde que esta enfermedad se desarrolla a lo largo de muchos años y continúa largo tiempo después del diagnóstico, así que no hay apuro en comenzar los medicamentos demasiado rápido. Iniciar con altas dosis podría incrementar la posibilidad de efectos secundarios. Si un paciente presenta efectos secundarios relacionados con algún medicamento, se debe contactar al médico ya que podría ser necesario cambiar el plan de administración o las dosis, suspender el medicamento totalmente, o en algunos casos se debe buscar atención médica inmediata. Como ocurre en cualquier emergencia médica, si hay alguna duda sobre la gravedad de algún efecto secundario o enfermedad en general, el paciente o su cuidador deberán llamar inmediatamente al 911 y se debe evaluar al paciente en la sala de emergencias más cercana. Como se mencionó en el Capítulo 3, es de vital importancia leer y seguir las instrucciones en el prospecto médico y discutir las instrucciones y la seguridad de la administración del medicamento con el médico tratante. Para más información sobre equivalentes de medicamentos de EEUU en Latinoamérica y España, consulte Apéndice E).

En el 2007, la formulación más reciente de los medicamentos de esta clase salió al mercado y se denomina parche de rivastigmina (Exelon). Recomiendo a mis pacientes iniciar con el parche Exelon de 4.6mg diariamente durante cuatro semanas, la cual es la dosis más pequeña. Si la tolera, se puede incrementar la dosis en un parche de 9.5mg. Debe tenerse cuidado con los pacientes que pesen menos de 110 libras (50 kg) ya que la utilización del parche con la dosis más alta puede incrementar los efectos secundarios. En el futuro, es posible que se disponga de una dosis más elevada del parche. El parche de 13.3 mg ha sido probado en estudios clínicos que se están llevando a cabo (incluyendo el estudio OPTIMA), y la FDA estará revisando la investigación y tomará una determinación con base en los resultados.

Se debe colocar el parche en el cuadrante superior

de la espalda (véase la fotografía en el Prospecto, que identifica la ubicación apropiada para colocar el parche) en la piel limpia, seca, sin vellos e intacta. Se debe rotar cada día el lugar de la aplicación para reducir la posibilidad de irritación de la piel, y no se debe utilizar en un lapso de 14 días en el mismo sitio. Asimismo es de vital importancia asegurarse de retirar el parche anterior después de 24 horas, ya que tener múltiples parches al mismo tiempo puede causar serios efectos secundarios (por ejemplo, ritmo cardiaco lento, pérdida de conocimiento o muerte).

La utilización de este medicamento en forma de parche podría reducir los efectos secundarios ya que obvia el sistema gastrointestinal o estómago. Anteriormente, había que tomar Exelon con una comida completa con el fin de reducir la posibilidad de efectos secundarios, tales como diarrea, náuseas y vómitos. Aun con el parche, los pacientes podrían sufrir efectos secundarios y se les debe recomendar que ingieran una dieta balanceada (se detallará esto más adelante) según las instrucciones de su médico de cabecera.

El medicamento oral de uso común en esta clase se denomina donepezil (Aricept). Generalmente se comienza el Aricept en una dosis de 5 mg diarios con comidas, y siempre recomiendo a mis pacientes que lo tomen con el desayuno o el almuerzo, el que sea más abundante. Después de 4 semanas se debe incrementar el Aricept a 10 mg diarios si se tolera. Algunos médicos no recomiendan que se tome el medicamento en la noche ya que existe una leve posibilidad de sueños intensos o pesadillas. Sin embargo, varios pacientes que toman Aricept en la noche no han presentado estos efectos secundarios. En mi práctica clínica, si un paciente está tomando la medicina de noche y la tolera sin efectos secundarios, no recomiendo cambiar la hora de la dosis. Si ocurren efectos secundarios, es aconsejable discutir la hora de la administración con el médico tratante.

Aricept es el único medicamento en esta clase que está disponible en comprimido de dispersión oral para pacientes con dificultad para tragar. En mi práctica, cuando los pacientes tienen dificultad para tragar, conocida como "disfagia", le doy preferencia al parche Exelon o al comprimido de dispersión oral Aricept.

En agosto de 2010, salió al mercado un Aricept más fuerte. El Aricept de 23 mg fue aprobado para utilizarlo en casos de demencia grave (véase el Prospecto para mayor información). En mi práctica clínica consideraré incrementar la dosis a 23 mg en pacientes que han tolerado el comprimido de 10 mg durante un lapso mínimo de 3 meses. Si se aumenta este medicamento de 10 mg a 23 mg, es de vital importancia enfatizar que el paciente lo tome con una comida completa, o según las instrucciones del médico que lo prescribe. En diciembre de 2010, salió al mercado la presentación oral de donepezil como medicamento genérico.

Otra opción de medicamento oral es galantamina (Razadyne ER). Este medicamento también está disponible en forma genérica y al igual que el donepezil es una valiosa opción para pacientes a los que se les dificulta cubrir los costos de sus medicamentos. Se debe iniciar Razadyne ER con 8 mg una vez al día, y se debe tomar con una comida completa en la mañana o en el almuerzo. Galantamina puede incrementarse mensualmente a 16 mg al día, y si se tolera, a 24 mg al día como dosis máxima (cuatro semanas después de haberla incrementado a 16 mg).

En la medida que progresa la enfermedad, a menudo considero, en mi práctica clínica, la adición de memantina (Namenda) en combinación con el inhibidor de la colinesterasa. La FDA aprobó Namenda para el Alzheimer moderado a severo ya que ha demostrado su eficacia en los ensayos clínicos de esta población de pacientes. Namenda funciona por medio de una vía neuroquímica cuando se compara con los inhibidores de la colinesterasa (antagonista del NMDA). Este medicamento también se debe iniciar lentamente, hasta la dosis máxima recomendada de 10 mg dos veces al día. En mis pacientes, he tenido mayor éxito comenzando con 5 mg de Namenda una vez al día con o sin comida; en intervalos de 1 semana, se debe incrementar la primera dosis a 5 mg dos veces al día, luego a 5 mg para la primera dosis del día y 10 mg para la segunda dosis del día. Por último, si se tolera, se debe incrementar a 10 mg dos veces al día. Así como sucede con los demás medicamentos mencionados anteriormente, se puede saltar las dosis o reducir la dosis del medicamento si ocurre un efecto secundario, y cualquier efecto secundario se debe discutir con el médico que prescribió el medicamento. Después de rebajar la dosis, el médico tratante puede recomendar que se pruebe de nuevo más adelante con una dosis más alta.

Algunos médicos han utilizado Namenda "fuera de las indicaciones autorizadas," lo cual quiere decir que no sólo en pacientes con enfermedad de moderada a severa, ni conforme a las instrucciones detalladas en el Prospecto. Algunos datos científicos recientes sugieren que Namenda podría ser beneficioso para pacientes con la enfermedad leve, pero sólo cuando se utiliza en combinación con un inhibidor de la colinesterasa. La decisión de iniciar Namenda con antelación a la indicación aprobada por el FDA debe dejarse al médico tratante del paciente. En mi práctica clínica, he utilizado exitosamente Namenda en la etapa inicial de la enfermedad en combinación con el inhibidor de la colinesterasa. Sin embargo, esta indicación no está aprobada por el FDA y la decisión la debe tomar el médico tratante. El FDA aprobó Namenda XR como una píldora de una vez al día (28 mg) y existe la posibilidad de que esté disponible con receta médica en el futuro.

Todas las drogas aprobadas por el FDA tienen costos relacionados. El monto exacto podría depender del tipo de cobertura de seguro (si la hubiese), monto del copago, precio/ubicación de la farmacia, disponibilidad como medicamento genérico y diversos factores. Sin cobertura de seguro, estos medicamentos podrían costar (en promedio) de $125 a $200 al mes para los medicamentos de marca. Las drogas genéricas (a partir del 2012, galantamina y donepezil) podrían ser mucho menos costosas (menos de la mitad). Los copagos promedio de seguros para los medicamentos de marca generalmente son más altos ($30–$55 al mes) en comparación con las drogas genéricas ($10–$20 al mes). Con frecuencia hay una diferencia de precios entre farmacias, aún aquellas localizadas en la misma ciudad o hasta ¡en la misma calle! Es razonable llamar a varias farmacias, consultar con otros cuidadores, trabajadores sociales o con el personal del consultorio del médico tratante.

El costo monetario de las drogas se debe equilibrar con el beneficio potencial. Por ejemplo, existen estudios en terapia combinada con inhibidores de la colinesterasa y Namenda que muestran que los cuidadores podrían pasar menos tiempo, cada mes, en la supervisión y cuidado del paciente.

Menos tiempo dedicado al cuidado significa menos estrés y menos costos relacionados, lo cual ayuda a equilibrar el costo de los medicamentos en la farmacia. Los estudios adicionales han demostrado que en la medida que progresa la enfermedad, la terapia de combinación de medicamentos puede retardar aún más la decisión de internar al paciente en el asilo de ancianos por más de un año. El ahorro en los costos puede equilibrar el costo del medicamento por muchos años de tratamiento.

5. ¿Qué puedo hacer para aumentar la efectividad de los medicamentos para el tratamiento de Alzheimer?

En mi práctica clínica, casi siempre comienzo con la vitamina Ácido Fólico de 1 mg con un inhibidor de la colinesterasa (Aricept [donepezil], Exelon [rivastigmina] y Razadyne [galantamina]), antes mencionado. Existe un pequeño estudio de investigación que demostró beneficios clínicos de los medicamentos de colinesterasa en combinación con Ácido Fólico (Revista Internacional de Psiquiatría Geriátrica– *International Journal of Geriatric Psychiatry*, 2008). Este fue un pequeño estudio que se debe repetir, pero debido a que el Ácido Fólico es relativamente seguro, tiendo a recomendarlo. Como en todas las intervenciones, la adición de esta vitamina al plan de tratamiento del paciente debe ser discutida y aprobada por el médico tratante.

Otra manera de asegurar la óptima efectividad de los medicamentos es tomarlos según las instrucciones y tratar de no saltar ninguna dosis. Saltar la dosis durante varios días o semanas puede tener un importante efecto negativo. De hecho, en varios de mis pacientes, reiniciar los medicamentos después de dejar de tomarlos por varias semanas no regresó al paciente al mismo nivel en el cual se encontraba antes de suspenderlos. Por lo cual recomiendo al cuidador y al paciente que trabajen juntos a fin de asegurarse de no saltar las dosis. Cuando sea necesario, el médico tratante puede recomendar una enfermera de cuidados de la salud en el hogar. La enfermera hará visitas periódicas al hogar para ayudar con la administración del medicamento y mantener los registros.

6. ¿Qué puedo hacer para disminuir los efectos secundarios de los medicamentos para tratar el Alzheimer?

Si al incrementar la dosis de cada uno de los medicamentos inhibidores de la colinesterasa (Aricept [donepezil], Exelon [rivastigmina] y Razadyne [galantamina]) ocurren efectos secundarios el médico tratante puede recomendar la disminución de la dosis de nuevo a una menos fuerte.

Sobre la base de los datos del ensayo clínico no creo que la dosis de 4.6 mg del parche Exelon sea suficiente si el paciente no tolera el parche de 9.5 mg. En este caso, el médico tratante puede cambiarlo a un medicamento alterno. Sin embargo, la dosis de 4.6 mg del parche Exelon podría ser suficiente para pacientes que pesen menos de 110 libras, y esta decisión se debe discutir con el médico tratante. En ocasiones me preguntan si es aconsejable cortar el parche de 9.5 mg por la mitad para aproximarse a la dosis de 4.6 mg, mi recomendación es de no cortar el parche ya que esto no ha sido estudiado en los ensayos clínicos.

Con Aricept, si ocurren efectos secundarios, es importante asegurarse de que se haya tomado la dosis correctamente (con una comida abundante, bien sea el desayuno o el almuerzo). Es preferible incluir algo de grasa en la comida ya que esto puede incrementar su tolerabilidad. Si ocurren efectos secundarios después de incrementar a la dosis de 10 mg, se puede recomendar la reducción de la dosis otra vez a 5 mg por varios días y se puede considerar hacer una nueva prueba de 7.5 mg (un comprimido y medio de 5 mg) en lugar de incrementarla a 10 mg. Si el médico tratante más adelante recomienda un incremento a 23 mg, podría tolerarse mejor después de por lo menos tres meses en la dosis de 10 mg y después de una comida abundante.

Con Razadyne ER, si ocurre un efecto secundario con la dosis de 24 mg al día, nuevamente es importante asegurarse de que se haya tomado la dosis correctamente (con una comida abundante, bien sea el desayuno o el almuerzo). La dosis terapéutica mínima es de 16 mg al día y como tal, si un paciente sólo puede tolerar la dosis de 8 mg al día, el médico tratante podría sugerir cambiar a un medicamento diferente en esta categoría.

En general, si ocurre un efecto secundario con alguno de estos tratamientos, se puede saltar una dosis o reducir la dosis de la droga hasta que desaparezcan los efectos negativos, y más adelante se puede tratar nuevamente la dosis más alta. Los efectos positivos en la memoria, capacidad intelectual, funcionamiento de las tareas cotidianas y el comportamiento contrarrestan los efectos secundarios adversos tales como nauseas, vómitos y diarrea, los cuales probablemente se presenten con los incrementos en las dosis. Es importante encontrar un equilibrio favorable entre los efectos secundarios y la efectividad general del medicamento.

Si los pacientes no toleran un inhibidor de la colinesterasa podrían tolerar otro, por lo que el médico tratante podría considerar el cambio. Asimismo, si un inhibidor de la colinesterasa no es efectivo o el paciente continúa deteriorando, el médico podría considerar cambiar a un medicamento alterno.

7. ¿Qué suplementos recomienda y qué evidencia hay de su efectividad?

Existen dos suplementos específicos que recomiendo regularmente. Estos incluyen aceite de pescado (ácidos grasos Omega-3, especialmente DHA y EPA) y cúrcuma (raíz de cúrcuma).

Se ha estudiado el aceite de pescado en una variedad de ensayos científicos y hay evidencias de su utilidad en el Alzheimer. Existe alguna evidencia de que utilizar tipos específicos de aceite de pescado no sólo podría tener un beneficio en el tratamiento de los pacientes levemente afectados (Freund-Levi, 2006), sino que posiblemente reduzca el progreso de la enfermedad.

Deseo aclarar algunos aspectos del aceite de pescado —hay diferentes tipos que generalmente se conocen como ácidos grasos Omega-3 y ácidos grasos Omega-6. Aunque todavía queda mucha investigación por hacer con el fin de determinar qué tipos funcionan mejor, en mi práctica clínica prefiero considerar los Omega-3, principalmente el ácido docosahexaenoico (DHA) y el ácido eicosapentaenoico (EPA).

En el supermercado, la farmacia del vecindario, los establecimientos de alimentos naturales y en el Internet, hay muchos tipos de aceite de pescado a la venta. Cabe destacar, que no todos los aceites de pescado fueron creados iguales. En la etiqueta del tipo más común disponible se leerá "Aceite de Pescado 1.000 mg". Para la enfermedad de Alzheimer, es importante tomar el tipo de cápsula correcta. Se deberá leer la etiqueta y ver el desglose de cuánto DHA y EPA hay en cada cápsula y cuántas cápsulas se necesitan para cada dosis. A menudo será necesario tomar por lo menos varias cápsulas al día con el fin de obtener una cantidad apropiada de estos dos ácidos grasos Omega-3.

En general, recomiendo que los pacientes con Alzheimer (especialmente al inicio de Alzheimer) consideren la idea de tomar el aceite de pescado. Al seleccionar entre las distintas variedades, sugiero aquellas elaboradas con más DHA que EPA, con por lo menos 250 mg de DHA en cada cápsula (y un total de por lo menos 1.000–1.500 mg diarios específicamente de DHA). El suplemento de aceite de pescado sólo se debe iniciar bajo la supervisión de un médico y los pacientes deben comenzar con una cápsula al día después de una comida abundante, con agua o jugo, luego se incrementa, si lo tolera, a una cápsula dos veces al día durante más o menos una semana. Tal como los medicamentos de colinesterasa mencionados anteriormente, se recomienda comenzar con una dosis baja e incrementarla lentamente.

Los estudios más recientes han demostrado que podría ser necesario que los pacientes tomen cantidades aún más altas de DHA, tal como 1500–2000 mg cada día. Fundamento esto sobre un estudio anteriormente mencionado publicado en *Archivos de Neurología [Archives of Neurology]* en 2006 (DHA 1720 mg y EPA 600 mg cada día) que demostró beneficios, y otro ensayo más reciente que fue realizado por el Estudio Cooperativo de la enfermedad de Alzheimer (más detalles sobre esto más adelante). Con el fin de alcanzar esta cantidad más alta de DHA, recomiendo una marca denominada Carlson Super DHA Gems la cual contiene 500 mg de DHA por cápsula, u otra marca denominada Life's DHA (elaborada por Martek, y derivado de algas—no de pescado) pero cualquier marca con un alto DHA es recomendada.

Como ocurre con los fármacos aprobados por la FDA, el costo de estos suplementos dependerá de una variedad de factores. El precio depende significativamente de la marca o potencia del aceite de pescado y del lugar de la compra. A menudo hay diferencias de precio entre farmacias en la misma ciudad y en los sitios en Internet. Se recomienda investigar y visitar varias farmacias, establecimientos de alimentos naturales y sitios web, y consultar con otros cuidadores, un trabajador social o personal en el consultorio del médico tratante. Es esencial que preste especial atención a la marca exacta, potencia de cada cápsula y tamaño de la dosis. El costo promedio de Carlson Super DHA Gems varia de \$30–\$35 por 180 cápsulas, o \$20–\$25 al mes (total DHA de 1500 mg al día, cápsulas de 500 mg), y el costo promedio de Life's DHA por Martek varía de \$22–\$30 por 90 cápsulas, o \$50 al mes (total DHA de 1800 mg al día, cápsulas de 300 mg).

El estudio más reciente sobre el aceite de pescado fue publicado en la *Revista de la Asociación Médica Americana (JAMA)* en noviembre de 2010. Este estudio utilizó aceite de pescado con DHA derivado de algas (elaborado por Martek), y encontró que la dosis de 2000 mg de DHA no ayudó a los pacientes al considerarlos en un grupo, pero *sí* ayudó a un subgrupo de pacientes con una composición genética específica (APOE4 negativo, para más detalles sobre la genética y el Alzheimer véase el Capítulo 21, sección de Prevención).

Hasta 45% de los pacientes con Alzheimer son APOE4 negativo, y como tal, aunque yo no haya realizado pruebas genéticas, recomiendo el uso de cualquiera de las marcas anteriormente mencionadas.

De nuevo, las cápsulas de aceite de pescado generalmente contienen una cantidad que varía (por ejemplo, 1.000 mg) en *total* de aceite de pescado en cada cápsula, pero cada una tiene una cantidad distinta de DHA y EPA. Como una alternativa a las cápsulas se puede utilizar aceite de pescado líquido, y uno que puede considerar se denomina Nutri Supreme Omega-3EPA/DHA (disponible online o llamando al 1–888–68-NUTRI), el cual contiene 845 mg de DHA por cucharadita, y también es Kosher. El costo promedio de una botella de 16 oz con sabor a naranja es $58, ó $35–$40 al mes (1690 mg de DHA al día) a través del sitio web del fabricante.

El aceite de pescado es generalmente seguro pero se debe usar bajo la supervisión de un médico ya que podría haber interacciones con los demás medicamentos. El aceite de pescado podría afectar el sangrado y se debe utilizar con cuidado en pacientes que toman medicamentos anticoagulantes (diluyentes de sangre) como Coumadin (lo cual significa que el médico deberá hacer un cuidadoso seguimiento de los exámenes de sangre). En general, el aceite de pescado es relativamente seguro y también podría tener un efecto beneficioso sobre el colesterol, así que frecuentemente utilizo esta intervención en mi práctica.

El otro suplemento que utilizo a menudo es la cúrcuma, también denominado raíz de cúrcuma, el cual es el ingrediente activo del curry. No existe una dosificación estandarizada y actualmente no se sabe qué dosis o tipo es el más beneficioso. Existen ensayos científicos en curso que estudian este tratamiento. Debido a que el suplemento de cúrcuma parece ser generalmente seguro y hay datos que sugieren su utilidad, lo recomiendo en mi práctica clínica. En general los suplementos de cúrcuma se pueden comprar en los establecimientos de alimentos naturales. Aconsejo a los pacientes que sigan las instrucciones sobre su administración que aparecen en el envase. Sin embargo, debido a que estos suplementos no están regulados por el FDA y todas las marcas son distintas en términos de dosis/potencia, no está claro cuál sería la mejor marca. Por cuestiones de seguridad, es fundamental consultar con el médico tratante la ingestión de este suplemento ya que podría haber posibles interacciones con los medicamentos recetados. Los costos de la cúrcuma varían ampliamente dependiendo del proveedor, dosificación y potencia, el promedio es de $10–$15 al mes.

8. ¿Cuáles son los alimentos médicos que recomienda y qué evidencia hay de su efectividad?

En los últimos dos años, salió al mercado el primer alimento médico para la enfermedad de Alzheimer. Este alimento se suministra como un polvo que se mezcla con líquido y se consume después de una comida abundante (desayuno o almuerzo) una vez al día.

El nombre de este producto es Axona, el cual contiene triglicérido caprílico, un triglicérido de cadena media que el hígado convierte a cuerpos cetónicos. El cerebro puede usar estos cuerpos cetónicos como fuente de combustible alterno a la glucosa; la cual, generalmente, es la que provee energía al cerebro. Desde hace algún tiempo, se conoce que los cerebros de los pacientes con Alzheimer han disminuido su capacidad para utilizar glucosa, por lo cual los cuerpos cetónicos podrían mejorar la función cognitiva. Fundamentado en el estudio inicial (Henderson, 2009), se ha demostrado que Axona ha tenido un efecto positivo en la función cognitiva de un grupo de pacientes específicos (depende de los factores genéticos). Hasta la evidencia más reciente demuestra que aproximadamente

13% de los pacientes APOE4 negativo podrían tener un aumento dramático en el funcionamiento cognitivo (asimismo, es posible que se pueda atribuir a los factores genéticos).

Axona sólo está disponible con prescripción médica y se debe utilizar bajo supervisión médica. Debido a que este es un producto relativamente nuevo y ya que en general muchos médicos no utilizan los alimentos médicos, algunos pacientes podrían tener dificultades para encontrar un médico familiarizado con éste. Si un paciente tiene dificultad para conseguir un médico que lo recete, hay una lista de médicos que tienen experiencia con este producto en el sitio web de Axona.

Al comenzar con Axona, repito, es importante comenzar con una dosis baja e ir incrementando lentamente. En mi práctica clínica, recomiendo que mis pacientes comiencen con un cuarto o medio paquete al día con comida (preferiblemente desayuno o almuerzo, la que sea más grande) por una semana y luego incrementar lentamente durante una semana o dos a un paquete completo al día. Se debe mezclar el paquete de polvo con 6 u 8 onzas de agua, bebida que reemplaza una comida (por ejemplo, Boost/Ensure) u otro líquido (como leche descremada o jugo) para asegurar su tolerabilidad, y sólo se debe tomar después de la comida. Cuando se prepare la bebida, recomiendo primero verter de 6 a 8 onzas de líquido en un tazón para batir (si el médico le da una muestra al paciente generalmente se incluye el tazón para batir), luego se debe añadir el polvo al líquido. Luego se debe batir/mezclar (en lugar de revolver) para asegurar su tolerabilidad. Es importante beber la mezcla lentamente en el transcurso de 20 a 30 minutos; la compañía provee información impresa en la caja de muestra que ofrece datos útiles sobre cómo mejorar la tolerabilidad.

Muchos pacientes encuentran que es más fácil comprar varios tazones para batir ya que esto reduce la necesidad de lavarlos diariamente. Algunos tazones traen esferas o "agitadores" que ayudan a mezclar el polvo para hacerlo más agradable (compre este tipo si es posible).

Los kits de muestras de Axona, que podrían estar disponibles para los médicos, vienen con paquetes miniatura que contienen una cuarta parte del paquete completo que generalmente se entrega cuando el paciente ordena que le preparen la receta. El kit de muestra permite a los pacientes incrementar progresivamente la dosis de Axona, de esta manera reduciendo la posibilidad de efectos secundarios al iniciar el producto. Si no está disponible un kit de muestra y en su lugar ordena que le preparen la receta, los médicos podrían recomendar que se comience con una dosis más baja. Algunos médicos recomiendan un cuarto de paquete al día durante varios días, luego medio paquete al día durante varios días, luego tres cuartos de paquete al día durante varios días, hasta llegar al paquete completo según se tolere. Otros médicos podrían comenzar con medio paquete al día por una semana, luego ir incrementándolo al paquete completo. Independientemente de la manera que su médico inicie Axona, es esencial beber la mezcla lentamente después de una comida grande (desayuno o almuerzo) según se describió anteriormente.

Los pacientes con historia de alergias a la leche o soya, cetoacidosis diabética, diabetes mal controlada, u otras condiciones de salud, no deberán tomar Axona. Este producto es generalmente seguro pero se debe utilizar bajo estricta supervisión médica, como en cualquier terapia. Como se discutió anteriormente, se ha probado Axona en un ensayo clínico de Fase 2, aleatorio, doble ciego, controlado con placebo, y se mostró efectivo para un subgrupo de pacientes APOE4 negativo (Véase el Capítulo 21 en la sección de Prevención para mayor información sobre el APOE4). Aunque las pruebas genéticas rara vez las realizan los médicos, muchos de los médicos que la prescriben usan Axona sin ordenar las pruebas genéticas. Si después de tres meses el paciente sigue deteriorándose, la mayoría de los médicos no lo seguirá recomendando. En mi práctica clínica, aún no realizo las pruebas genéticas por varias razones (pero estas quedan fuera del alcance de este capítulo).

El fabricante tiene ensayos clínicos continuos los cuales son necesarios, y se puede obtener mayor información en línea en el sitio web de ensayos clínicos de la Administración de Drogas y Alimentos (www.clinical-trials.gov). Asimismo se puede encontrar información adicional en el sitio web de la compañía (www.about-axona.com). Debido a que Axona está clasificada actualmente como un alimento médico (y no es una droga aprobada por la FDA) quizás algunas compañías de seguro no la cubran. En estos casos, el fabricante ofrece un cupón de descuento del 20% que podría estar disponible en el sitio web de la compañía o a través del consultorio del médico. El costo de Axona (después del descuento) varía entre farmacias, así es que es recomendable revisar varias. Por ejemplo, tengo un paciente que paga $72/mes, y otro que paga $91/mes en una farmacia distinta en la misma ciudad así que vale la pena revisar varios sitios.

Si los ensayos clínicos futuros son positivos, la FDA podría revisar los datos y aprobar Axona como una droga. Esto abriría la puerta a una cobertura de seguro más amplia para muchos individuos.

En mi práctica clínica, recomiendo que mis pacientes se dediquen a una actividad cognitivamente estimulante, aproximadamente, dos horas después de tomar

Axona. Para ese momento los cuerpos cetónicos habrán llegado al cerebro y podrían darle más "combustible" para participar en actividades. Por ejemplo, tengo una cuidadora que lleva a su esposo al cine y otro cuidador que escucha CD de musicoterapia con su esposa dos horas después de tomar la dosis. La interacción social con familiares y amigos también es una opción.

9. ¿Qué intervenciones no farmacológicas pueden ser útiles? ¿Están estas entre las más eficaces en el tratamiento de Alzheimer?

No puedo enfatizar suficiente la importancia del ejercicio físico, así como el ejercicio mental, incluyendo la musicoterapia.

Los beneficios del ejercicio físico en pacientes con la enfermedad de Alzheimer se sugieren en una variedad de estudios. Asimismo, existe una investigación muy interesante en animales de laboratorio (ratones) que confirma esto. En un estudio, colocaron a los ratones con "enfermedad de Alzheimer" en dos ambientes distintos. Mitad de los ratones eran muy activos e hicieron ejercicio físico regularmente. Los otros ratones no tuvieron mucha actividad física. Cuando los investigadores observaron los cerebros de los ratones que hicieron ejercicio, el nivel de proteína "mala" de Alzheimer en el cerebro ¡se disminuyó a la mitad! Los estudios en seres humanos también han demostrado los beneficios cognitivos del ejercicio.

Teniendo esto en cuenta y basándome en mi experiencia clínica, soy un fuerte defensor del incremento de actividad física según se tolere y lo apruebe el médico de cabecera del paciente. A menudo recomiendo un entrenador personal si la motivación es un problema. Recomiendo ejercicios por lo menos 3–4 veces por semana, por 45–60 minutos si se tolera. Sin embargo, es importante incrementar progresivamente el tiempo dedicado al ejercicio. Por ejemplo, si un paciente no hace ningún tipo de ejercicio, aunque sea comenzar con una caminata de 5 minutos una o dos veces al día es mejor que no hacer nada. Diez minutos es mejor que cinco, veinte es mejor que diez y así sucesivamente. Algunos estudios dicen que los ejercicios aeróbicos son importantes y otros estudios sugieren que añadir masa muscular a través de entrenamiento con pesas también ayuda; pero se necesita más investigación.

No tenemos suficiente evidencia científica para determinar cuál es mejor o en qué combinación, por lo que generalmente recomiendo una mezcla de ambos, incrementándola, según se tolere, a los tiempos anteriormente mencionados. Cuando los pacientes tienen problemas de movilidad debido a la artritis u otros problemas, se puede considerar la opción de terapia en piscina en un ambiente supervisado.

Las actividades mentales periódicas también podrían ayudar. Algunas recomendaciones que hago a mis pacientes incluyen videojuegos tales como Brain Age y Big Brain Academy (también disponible en los sistemas de videojuegos Nintendo DS o Nintendo Wii), rompe-cabezas, juegos de palabras, lectura de libros, crucigramas, y demás juegos que requieran pensar. Algunos estudios sugieren que mientras más se rete al cerebro, mayor será la posibilidad de mantener su función. Hay varios recursos que podrían ayudar, incluyendo libros de acertijos. Un buen sitio web para actividades del cerebro y que hace un seguimiento del progreso del paciente es www.lumosity.com. Les digo a mis pacientes que utilizar este sitio web una vez a la semana es una buena idea en general para ejercitar la mente y hacer un seguimiento de su progreso.

Aunque recomiendo los juegos para el cerebro usados intermitentemente a lo largo de la semana, en general no sugiero sobre-estresar el cerebro. Algunos investigadores consideran que hacer la misma actividad mental una y otra vez (como Sudoku) sólo ayuda a mejorar la capacidad del paciente para realizar esa actividad mental específica y no en las demás áreas cognitivas. Otros investigadores consideran que "excederse" con juegos enfocados para el cerebro como el Sudoku, y demás actividades que estimula el cerebro (especialmente juegos que frustren al paciente), podrían, en realidad, tener un efecto perjudicial. Se debe llevar a cabo mucha investigación para aclarar este punto. Se han realizado investigaciones interesantes en el área del razonamiento esencial, ya que este tipo de actividad cognitiva podría "desbordarse" y ayudar a mejorar las destrezas cognitivas en otras áreas. Más adelante se profundizará en este tema.

El aspecto del ejercicio mental que más ampliamente recomiendo es el aprendizaje de algo nuevo. Tomar clases (por ejemplo, educación para adultos) y aprender un nuevo idioma o una nueva destreza podría ser especialmente importante. También es importante encontrar nuevos pasatiempos e involucrarse en actividades de grupo que incluyan socialización.

Se ha demostrado que escuchar música (especialmente clásica) y programas de musicoterapia mejoran la memoria de los pacientes con la enfermedad de Alzheimer. Existe un sitio web innovador en el cual me he involucrado recientemente denominado www.Music TherapyForMemory.com. Un grupo de proveedores de cuidado para la salud (por ejemplo, Neurólogo, Psicólogo Clínico, Enfermera) desarrolló este nuevo programa de musicoterapia para la memoria "Music Therapy for Memory", producido por músicos capacitados profesionalmente. El programa incorpora una variedad de actividades que estimulan la mente creadas tras años de investigación que demuestra que se puede utilizar la música para estimular la función cerebral.

Se ha demostrado que escuchar música mientras duerme también estimula la función del cerebro (mientras se consolidan los recuerdos, o se forman, durante el sueño), y calman al oyente mientras está despierto. En el sitio web listado anteriormente, hay música disponible que se puede escuchar mientras se duerme. Además, en varias regiones del país hay sesiones de musicoterapia individual o en grupo. Asistir regularmente a obras musicales, teatro o conciertos sinfónicos podría ayudar. Aprender a tocar un instrumento o practicar un instrumento que ha tocado en el pasado también podría resultar beneficioso.

Además de escuchar el CD de "Music Therapy for Memory Activity and Educational Program", existe una variedad de maneras de incorporar el poder de la música en el plan de manejo de la disminución de la memoria.

Algunas sugerencias que debe considerar incluyen:

1. Todos los días dedique tiempo para escuchar sus canciones favoritas de la infancia, la época de la escuela, los años en la universidad, adulto joven, y más allá. Trate de escuchar música que le resulte conocida y más animada en la mañana o en la tarde por cerca de 1 hora al día, y canciones conocidas más relajantes en la noche antes de acostarse.

2. Las canciones que le recuerdan eventos familiares del pasado pueden ayudar a reanimar los recuerdos de eventos pasados. Para un resultado más eficaz, vea

las fotos viejas de esos eventos mientras escucha la música.

3. Juegue a "adivinar el nombre de la canción" tocando solamente el inicio de una vieja canción que conozca en el CD o el equipo de música en casa. Considere además comprar varios juegos, o busque en línea juegos gratis (aquí está un ejemplo usando melodías de programas de televisión: www.televisiontunes .com/game.php).

4. Asista a una sinfonía o concierto. Varias comunidades en todo el país ofrecen eventos gratis durante todo el año, y especialmente en el verano. Utilice la Internet para buscar conciertos gratis en su área, o consulte el calendario de eventos de sus lugares favoritos. Mejor aún, suscríbase a la lista de correos electrónicos de esos sitios de conciertos en línea.

5. Elabore una lista de sus artistas, canciones y álbumes favoritos. Luego, cree una biblioteca de música organizada por década. Compre grabaciones digitales cuando sea posible, ya que éstas durarán por siempre. Visite las tiendas de música locales y busque en diferentes géneros o álbumes de artistas. Podría resultar beneficioso hablar sobre estos álbumes y recordar las canciones y la época cuando estuvieron de moda. Lea los comentarios de la portada, ya que

esto indicará cuándo y dónde se creó el álbum y podría traer a la memoria recuerdos del pasado.

6. Actualice su estéreo y equipo de sonido. Trate de conseguir un sistema de "sonido envolvente" para maximizar la experiencia de escuchar música.

Existe bastante evidencia científica sobre el uso de la musicoterapia en la Enfermedad de Alzheimer. Si desea una lista detallada de esta investigación, puede visitar el sitio en la web www.TherapyForMemory.com/research .php, o para obtener una explicación más detallada y una demostración en vivo, visite el sitio web www. TherapyForMemory.com/alzheimers association.php.

Se ha encontrado que la musicoterapia resulta beneficiosa para la memoria, así como para la atención y la concentración, las destrezas de lenguaje y el habla, el comportamiento (ansiedad, agitación, y depresión), la carga para el cuidador, el sueño, y la regulación química del cerebro. Los ejemplos de los hallazgos científicos incluyen mejoras significativas respecto a la ansiedad y la depresión (el efecto de la musico-terapia se mantuvo por hasta 8 semanas después de descontinuarla); el peso de la carga física y emocional que experimenta el cuidador se redujo significativa-mente; la musicoterapia mejoró significativamente el desempeño tanto en el contenido del discurso como en la fluidez del discurso espontáneo; un incremento significativo en conductas sociales positivas y una disminución en las conductas negativas relacionadas con la agitación cuando se tocó la música; y los pacientes con la enfermedad de Alzheimer demostraron que reconocían con mayor precisión la letra de las canciones cuando las cantaban que cuando sólo recitaban las letras de las canciones.

10. ¿Son importantes la dieta y la nutrición en el tratamiento de la enfermedad de Alzheimer?

¡Sí! Mantener una dieta saludable es extremadamente importante. Se debe animar a los pacientes a utilizar la combinación de una dieta balanceada y buena salud física en general, ya que estas trabajan en conjunto para optimizar su estado de salud en la enfermedad de Alzheimer. Antes de hacer un cambio en su dieta, debe consultar al médico de cabecera o nutricionista.

Revisemos los aspectos importantes de la nutrición y lo que no se puede obviar en pacientes con Alzheimer. Aunque quizás estas recomendaciones sean más importantes para la prevención, igualmente siento que forman parte significativa del programa de tratamiento integral del Alzheimer. Aún queda mucha investigación por hacer en el campo de intervenciones dietéticas para la enfermedad de Alzheimer; lamentablemente, esta investigación es muy difícil de realizar debido al largo tiempo de los estudios y la cantidad de variables que se presentan cuando se estudian técnicas de nutrición. En mi práctica clínica, promuevo varios cambios en la dieta de mis pacientes. Le pido a mis pacientes que llenen hojas de registro de comidas con el fin de hacer un seguimiento de lo que comen (disponibles para su descarga en la página web www.TheADplan.com/espanol). Mientras la mayoría de los pacientes son capaces de hacer algunos cambios positivos en sus hábitos nutricionales, aproximadamente 40% de mis pacientes logran adherirse a uno de los aspectos más importantes: disminuir los carbohidratos dietéticos.

Antes de revisar qué tipo específico de comidas y bebidas son mejores, es importante adquirir por lo menos un conocimiento básico de los fundamentos de nutrición para la EA, ya que esto ayudará a los pacientes y cuidadores a hacer las selecciones correctas de alimentos. Al final del libro en la Sección de Recursos, le ofrecemos varios ejemplos de alimentos que puede considerar. Esta sección presenta opciones que podrían ser mejores para una salud óptima del cerebro. También hay una sección de terminología de alimentos para ayudarle a comprender las opciones nutricionales que tiene. Estas secciones se incluyeron en esta edición basado en las respuestas que nos brindaron lectores como usted. De hecho, recibimos una respuesta tan positiva sobre las secciones de dieta y nutrición de este libro, que ya estamos trabajando en un libro nuevo que se enfoca solamente en la dieta y la nutrición para la EA. Para más información puede visitar www.TheADdiet.com, o para llenar la encuesta del lector sobre este libro, por favor visite www.surveymonkey.com/s/TheAD planEspanol ¡Agradecemos mucho sus comentarios y su tiempo!

El año pasado, tuve el placer de cenar con un señor que tiene un doctorado (Ph.D.) en Ciencias Nutricionales. El también tiene una fuerte historia familiar de Alzheimer. Por lo tanto, le formulé la siguiente pregunta: "¿Qué es lo primero que le sugeriría a un paciente con Alzheimer?" Su respuesta fue sencilla—una dieta baja en carbohidratos, que evite los azúcares refinados. Próximo, revisamos las razones por las cuales podrían ser importantes estas modificaciones a la dieta.

Hay tres distintos tipos de "macro" nutrientes, que la mayoría de las personas conocen, estos incluyen proteínas, grasas y carbohidratos. Algunos ejemplos de fuentes de proteínas que recomiendo a mis pacientes con Alzheimer incluyen pescado con alto contenido de DHA (por ejemplo, salmón salvaje, caballa, trucha, arenque, sardinas, atún blanco), aves (pollo y pavo sin piel) y carnes magras (carne de res) libres de hormonas cuando sea posible, claras de huevo, y productos lácteos bajos en grasa. En moderación, son recomendables las grasas monosaturadas (por ejemplo, aceite de oliva extra virgen, maní, aguacate) y grasas poliinsaturada (por ejemplo, nueces y semillas). Es de suma importancia evitar grasas trans y saturadas. Igualmente recomiendo minimizar los "azúcares refinados". Por ejemplo, los azúcares refinados incluyen el tipo de azúcar que las personas añaden a su café (azúcar de caña), así como las versiones más concentradas tales como jarabe de maíz de alta fructosa y jarabe de maíz en general.

Existen dos tipos de azúcar distintos: "azúcares añadidos" y "azúcares naturales". El azúcar añadido es un azúcar o jarabe que se añade a los alimentos durante su proceso o elaboración. Estas no incluyen azúcares naturales tales como fructosa (en frutas) o lactosa (en productos lácteos). Todos los azúcares/carbohidratos, independientemente si se añaden u ocurren naturalmente, se pueden caracterizar en términos de su índice glucémico.

Es importante entender el término "índice glucémico". Así como los distintos tipos de aceite de pescado anteriormente descritos, todos los carbohidratos no son iguales. El índice glucémico se refiere a una clasificación propuesta para cuantificar la respuesta relativa de glucosa en la sangre ante los alimentos que contienen carbohidratos (cita tomada de www.health.gov). En otras palabras, el índice glucémico nos dice cuánta insulina liberó el cuerpo en respuesta al carbohidrato que consumió (por ejemplo, caña de azúcar vs. pasta).

Existen varias teorías sobre porqué podría ser útil la disminución de carbohidratos de alto índice glucémico. Una teoría se relaciona con la producción de cuerpos cetónicos, que pueden ser utilizados como una fuente alterna de combustible para el cerebro y podría ayudar a reducir daño oxidativo dentro de las células del cerebro (en mitocondria); esto se detalla en el Capítulo 8.

Otra teoría está fundamentada en el papel de la insulina, especialmente en como se relaciona al consumo de carbohidratos de alto índice glucémico. Se ha estudiado detalladamente el efecto de la insulina sobre el envejecimiento del cerebro. La regulación de la insulina afecta la longevidad en cada especie animal conocida y juega un papel en el envejecimiento normal y patológico del cerebro (Barbieri, 2003). Los receptores de insulina están densamente contenidos en el hipocampo (el centro de memoria del cerebro) y la insulina misma tiene una influencia directa sobre el cerebro, ya que entra al mismo atravesando la barrera de sangre del cerebro (Apelt, 2001). La insulina modula además los neurotransmisores en el cerebro y está involucrado con la memoria.

Cuando existe una condición llamada "resistencia a la insulina," la insulina no puede realizar sus actividades usuales. La resistencia a la insulina está relacionada con una variedad de condiciones médicas, incluyendo la obesidad, diabetes, tensión alta, y colesterol alto; además, la insulina y la beta amiloide están relacionadas. Los estudios han demostrado que la insulina eleva la beta amiloide (la proteína patológica que se encuentra en el cerebro de pacientes con la enfermedad de Alzheimer) en adultos de edad avanzada (mayores de 70 años) y también incrementa la inflamación del cerebro (Watson, 2003).

Ahora que entendemos más sobre la importancia de la insulina, es más fácil entender por qué la disminución de carbohidratos simples es una idea sensata. Los carbohidratos simples están compuestos por una molécula de azúcar o dos moléculas de azúcar unidas, tales como glucosa, fructosa, lactosa y sucrosa. Los carbohidratos simples incluyen azúcar blanco y moreno, azúcar de frutas, jarabe de maíz, melaza, miel y caramelo.

Es muy difícil, si no imposible, evitar este tipo de

azúcar completamente. Sin embargo, con dedicación y educación muchos pacientes han hecho cambios constructivos en sus dietas.

En general, es muy importante reducir los "azúcares agregados" y seleccionar los carbohidratos complejos (a diferencia de carbohidratos simples) como parte de una dieta balanceada. Los carbohidratos complejos se definen como largas cadenas de unidades de azúcar organizadas en forma de almidones y fibra. Estos incluyen vegetales, frutas, granos (arroz integral, trigo sarraceno, quínoa, avena, trigo, cebada, maíz), y leguminosas (garbanzos, frijoles de carita, lentejas, así como frijoles tales como habas, alubias, pinto, soya, y frijoles negros). Las comidas ricas en fécula tales como pasta y arroz blanco se convierten rápidamente en azúcar y por lo tanto se deben reducir.

Cuando educo a mis pacientes y sus cuidadores, tiendo a pasarles los consejos de una gran intelectual que me enseñó algunas cosas antes de ir a la facultad de medicina—mi madre. "Todo con moderación" es lo que ella me enfatizaba. Al hacer cambios en la dieta, las viejas costumbres son muy difíciles de romper. Esto es especialmente cierto en pacientes con EA, quienes tienden a antojarse de dulces en la medida que progresa la enfermedad. En mi práctica clínica, insisto más en estas modificaciones de la dieta cuando el paciente se encuentra en las etapas iniciales de la enfermedad, aunque existe la probabilidad que las modificaciones dietéticas en todas las etapas constituyan una parte importante del tratamiento. Asimismo, ocasionalmente les recomiendo la técnica especial de los "tempraneros" cuando se trata de modificar la dieta. Antes de que mi familia se mudara de Nueva York al Sur de la Florida en 1997, no entendía el concepto del especial para los "tempraneros". Para explicarlo más en detalle, en los Estados Unidos, existen varios restaurantes que ofrecen precios de oferta especiales si uno cena antes de las 6 p.m. ¡No sólo puede usted ahorrarse dinero, sino que esta estrategia también podría tener un efecto de refuerzo del cerebro! En algunos pacientes, y solamente cuando su médico de atención primaria lo aprueba, esperar por lo menos 12 horas entre la cena y el desayuno puede provocar un estado muy leve de "quetosis." Esta técnica, combinada con un mínimo de carbohidratos (si es que come alguno) en la mañana, requiere ser investigada más a fondo, pero podría tener sentido desde una perspectiva de metabolismo cerebro/cuerpo.

Seguir una dieta baja en carbohidratos no es tarea fácil y con frecuencia es más fácil decirlo que hacerlo. Para muchos pacientes con la enfermedad de Alzheimer, ya es un reto suficiente tener que comer comidas balanceadas; limitar la ingesta de alimentos solamente a las estrategias indicadas en este libro podría no ser factible para ellos. Algunos de mis pacientes y cuidadores más motivados han realizado un intento honesto de seguir estas recomendaciones estrictamente, pero no han tenido éxito. La decisión sobre la exactitud con la que se deben seguir estas sugerencias debe discutirse en detalle con el médico tratante. Si cumplirlas es un problema, les recuerdo a mis pacientes y cuidadores "que es lo que es" y que no debería ser una fuente de frustración innecesaria. Incluso seguir estas sugerencias unos cuantos días a la semana, o de manera intermitente, podría resultar mejor que no ponerlas en práctica en absoluto. Otro aspecto importante es que los pacientes con EA podrían tener otros diagnósticos médico coexistentes, y los cambios en la dieta sugeridos en este libro quizás no sean aplicables a dichas condiciones. Una evaluación por un profesional médico competente, o incluso un nutricionista, puede ayudar a aclarar estas dudas.

En un estudio reciente el Dr. Craft y sus colegas compararon dos tipos distintos de intervenciones alimentarias con resultados cognitivos: Una dieta al estilo occidental (la cual consiste en alto nivel de grasas saturadas y alto contenido de azúcar) en comparación con una dieta alterna estilo mediterráneo (la cual consiste en bajos niveles de grasa saturada y carbohidratos con bajo índice glucémico).

Se dividió a los pacientes en dos grupos:

Grupo 1:
Grasa: 45% (25% saturada)
Carbohidratos: 35–40% (alto índice glucémico)
Proteína: 15–20%

versus

Grupo 2:
Grasa: 25% (<7% saturada)
Carbohidratos: 55–60% (bajo índice glucémico)
Proteína: 20–25%

Los resultados de este estudio fueron muy interesantes. A los pacientes asignados al Grupo 2 (bajo en grasa, bajo en azúcar) les fue mejor en términos de función de la memoria. Hubo un efecto significativo de la dieta sobre la memoria diferida. Se planteó la hipótesis de que la dieta baja en grasa mejoró la memoria posiblemente debido a los efectos positivos sobre la inflamación, estrés oxidativo, insulina y proteína beta amiloide. En junio de 2011, Craft y sus colegas publicaron un artículo fascinante (*Archives of Neurology*) que sustenta que el "consumo de una dieta alta en grasas saturadas y carbohidratos simples puede contribuir a los procesos patológicos del cerebro que incrementan el riesgo de la enfermedad de Alzheimer, mientras que una dieta baja en grasas saturadas y carbohidratos simples puede ofrecer protección contra la demencia y mejorar la salud del cerebro". Se necesita aun más investigación científica sobre la dieta y la nutrición en la enfermedad de Alzheimer.

En relación con cambios en la dieta, es fundamental evitar el sobrepeso. Se debe animar a los pacientes con la enfermedad de Alzheimer que se eduquen sobre nutrición y que pierdan peso por medio de un programa de intervención estructurado que incorpore dieta y ejercicio y vaya supervisado por el médico tratante.

¿Cómo se relaciona la obesidad con la cognición? El incremento en el índice de masa corporal (IMC) y el incremento en la relación cintura-cadera están vinculados al volumen del hipocampo más adelante en la vida. Asimismo, tener una alta adiposidad central (también conocida como un estómago grande o "panza grande") aumenta el riesgo de impedimento cognitivo (Whitmer and Yaffe, *Neurology* 2008).

El síndrome metabólico es una constelación de

factores de riesgo vascular que incluyen un aumento de la circunferencia de la cintura, bajo colesterol HDL, triglicéridos altos, tensión alta, y glucosa en la sangre en ayunas anormalmente elevada. El síndrome metabólico y la obesidad están relacionados con el envejecimiento cognitivo acelerado, especialmente entre aquellos individuos con otras condiciones médicas que causan inflamación en el cuerpo.

Considerando la información presentada anteriormente, algunos creen que adoptar la dieta al estilo mediterráneo podría ayudar a pacientes con EA. Las frutas y vegetales, proteína magra (pescado, pollo, pavo), alimentos bajos en grasa (especialmente baja en grasas saturadas), nueces y semillas forman parte de este tipo de dieta. Algunos defienden la disminución en el consumo de carnes rojas (no más de 1–2 veces a la semana) y disminuir la cantidad de alimentos procesados en la dieta.

En cuanto a selecciones dietéticas, aquí presento dos buenas reglas generales:

1. Mientras menos ingredientes aparezcan en la etiqueta de nutrición ¡mejor! (Recomendación por cortesía de Cheryl Fawn)

2. Al consumir productos lácteos, cuando sea posible considere las opciones bajas en grasa.

Hemos discutido la importancia de la "Grasa buena" o grasa insaturada frente a la "Grasa mala," o grasa saturada y trans. Es importante que los pacientes y cuidadores conozcan la diferencia y se acostumbren a leer las etiquetas de nutrición. De hecho, es importante leer la información y lista de ingredientes en los "Datos de Nutrición" de los alimentos cuando esté disponible, ya que esto ayudará a saber exactamente qué se está metiendo al cuerpo, lo cual tiene un efecto en la salud del cerebro.

Cuando se tomen suplementos, cápsulas, líquidos, etc., que contengan ácidos grasos Omega-3, lo más importante es un contenido de DHA mayor que el de EPA. Asimismo se recomienda consumir pescado con un alto contenido de DHA y EPA. Hay varios tipos específicos de pescado incluyendo caballa, trucha, arenque, sardinas, atún blanco y salmón que tienen un alto contenido de estos dos tipos de ácidos grasos Omega-3. El tofu y otras formas de frijol de soya podrían ayudar, así como la canola, las nueces, y sus aceites. Recomiendo a los pacientes que consuman pescado con moderación, más o menos dos veces por semana para asegurar un buen suministro de DHA y EPA y al mismo tiempo mitigar el potencial de aumento de mercurio en la dieta. Los tipos de pescados seleccionados también son importantes (por ejemplo, si el pescado fue criado en granja en lugar de salvaje, el nivel de Omega-3s podría ser significativamente menor).

Los antioxidantes en la dieta también son muy importantes. Existen estudios continuos para determinar si una dieta rica en antioxidantes es buena para la cognición. Tomando en consideración la relación riesgo-beneficio, recomiendo la incorporación en la dieta de alimentos ricos en antioxidantes. Un estudio está considerando la combinación de ácidos grasos Omega-3 más polvo de arándano. Los investigadores captarán los datos sobre parámetros metabólicos, inflamación, y absorción de ácidos grasos Omega-3, así como los efectos sobre la cognición.

Existen varios alimentos ricos en antioxidantes aparte de los arándanos azules que recomiendo. Entre estos, hay varios tipos de bayas (por ejemplo, frambuesa, arándano rojo, acai, cerezas, fresas/frutillas, moras, y baya del saúco). Otras frutas como el tomate (guíselo porque así podría incrementar la disponibilidad de antioxidantes en el cuerpo), granadas, uvas rojas (y jugo de uva), naranjas, toronjas/pomelos, y manzanas también tienen un alto contenido de antioxidantes. Sugiero por lo menos 1 a 2 raciones al día.

Existe una variedad de vegetales con alto contenido de sustancias que pueden proteger el cerebro.

Estos incluyen zanahorias, brócoli, remolachas, espinaca, col rizada, repollo, repollitos de Bruselas, alcachofa, col y otras verduras de hojas verde oscuro. Otros alimentos con alto contenido de antioxidantes son las nueces, nuez pacana, chocolate oscuro, té (verde y negro) y café (discutiremos esto en mayor detalle más adelante).

Otro estudio reciente realizado con animales analizó la combinación de una dieta alta en antioxidantes conjuntamente con estímulos conductuales. Los investigadores han estudiado estas intervenciones en perros (Beagles) ya que los animales viejos desarrollan un síndrome similar a la enfermedad de Alzheimer en humanos. Los perros que desarrollan un déficit cognitivo en la mediana edad pueden ser diagnosticados con algo generalmente conocido como "Alzheimer canino" o el término oficial, Síndrome de Disfunción Cognitiva Canina. Estos perros ofrecen a los científicos un modelo que es similar a la EA (pero no es exactamente igual), porque los perros presentan con la edad beta amiloide en el cerebro, pero no redes de fibra neural de proteína Tau (los humanos tienen ambas). Se pueden realizar las pruebas cognitivas en perros para ayudar a evaluar la efectividad de una intervención y se puede observar su cerebro en un microscopio para determinar si hay algún efecto aparente en las células del cerebro.

Un estudio con perros (Beagles) a lo largo de tres años evalúo si los antioxidantes en la dieta reducirían el daño oxidativo. La dieta antioxidante contenía vitaminas E y C, así como espinacas, zanahorias, tomates, cítricos, uvas, ácido lipoico, y l-carnitina (suplementos que podrían ayudar a proteger la mitocondria). Además de la dieta enriquecida, los perros también participaron en ejercicios en grupo, incluyendo tres veces por semana caminatas y corretear con otros perros (para incorporar la socialización) El Dr. Carl Cotman y sus colegas en la Universidad de California en Irvine encontraron que para el segundo año del estudio, era aparente que la intervención estaba funcionando. Al tercer año, el grupo en tratamiento (dieta y ejercicio) mantuvo cognición mientras que casi el 80% de los perros que no tuvieron la dieta rica en antioxidantes y ejercicio (grupo de control) ya no mantenía su capacidad para realizar tareas cognitivas específicas. De hecho, a lo largo del tiempo el grupo de perros de dieta y ejercicio recuperó la capacidad de realizar las tareas que realizaban cuando eran más jóvenes. Los perros del grupo de control no pudieron aprender de nuevo la tarea.

A nivel neurobiológico o de célula cerebral, el grupo de tratamiento demostró menor daño oxidativo de la parte de la célula denominada mitocondria, y un incremento de la eficiencia de la cadena respiratoria. También fue aparente un incremento en las enzimas antioxidantes de defensa lo cual se relacionó con los resultados de la prueba cognitiva. BDNF, o factor neurotrófico derivado del cerebro, también estuvo más marcado en el grupo de tratamiento, y se acercó a los niveles de animales más jóvenes. Un artículo en la *Revista de Neurociencia* consideró la carga de proteína amiloide, la cual también disminuyó.

En conclusión, el tratamiento combinado de una dieta rica en antioxidantes además de ejercicio mejoró la función mitocondrial y mejoró los mecanismos protectores del cerebro. Aunque es necesario duplicar estos estudios en humanos, parece que el ejercicio y el estímulo conductual combinados con la dieta mejoran la salud del cerebro.

En mi práctica clínica recomiendo que mis pacientes con enfermedad de Alzheimer hagan estos cambios, y también sugiero integrar los factores de socialización en sus rutinas de ejercicio. Estos aspectos "sociales" pueden llegar a ser importantes para la maximización de la salud del cerebro. Nuevamente, es necesario probar estos hallazgos en humanos y ello tomará varios años, pero ¿por qué esperar? Considerando la relación riesgo-beneficio, esta es una estrategia que considero en mis pacientes.

Aunque algunos clínicos recomiendan tomar las vitaminas en forma de comprimidos, una dieta balanceada debería proveer la mayoría de los requisitos diarios de vitaminas. Asegurar el consumo adecuado de vitaminas tales como Ácido Fólico y B12 es importante así como lo es la Vitamina D.

Varios estudios han demostrado que una proporción importante de personas tienen deficiencia de Vitamina D, y por lo tanto, recientemente he comenzado a considerar agregar 1.000–2.000 I.U. (o más) de suplemento de Vitamina D en forma de comprimido, conjuntamente con por lo menos 10–15 minutos de luz solar al día. La dosis exacta de Vitamina D no está clara en este momento y siempre se debe discutir y debe ser aprobada por el médico de cabecera del paciente.

En los medios se ha discutido mucho si se debería considerar la cafeína y el café en el plan de tratamiento del Alzheimer. Aunque no existen estudios científicos que traten este tema, otra vez utilizo la regla de mi mamá, "Todo con moderación". Una o dos tazas pequeñas de café temprano en el día probablemente está bien, siempre que esto lo haya aprobado el médico tratante. La cafeína podría afectar el corazón (incremento del ritmo cardiaco) y podría aumentar la ansiedad. El estudio más reciente realizado con ratones arrojó unos resultados muy interesantes. Cao y sus colegas encontraron que los ratones con Alzheimer que bebieron el equivalente humano a varias tazas de café al día obtuvieron beneficios cognitivos (*Journal of Alzheimer's Disease*, Junio 2011). Además, varios estudios (la mayoría en Europa) han demostrado el potencial de un efecto "protector" de la cafeína/café en el cerebro.

Para resumir, en mi práctica clínica recomiendo enfocar estas categorías generales de dieta y nutrición a mi población de pacientes. Al hacer estos cambios en la dieta, podría ser útil mantener un diario de dieta y un registro de comidas con el fin de hacer un seguimiento de lo que consume. Asimismo, es recomendable hacer exámenes de laboratorio (análisis de sangre) antes de hacer cambios en la dieta y luego después de varias semanas o meses. Nuevamente, cualesquiera y todos los cambios se deben hacer bajo la orientación y supervisión del profesional de la salud (por ejemplo, un médico, o nutricionista).

LAS DIEZ PRINCIPALES RECOMENDACIONES DE DIETA Y NUTRICIÓN

1. Incluir la siguiente recomendación de composición de macronutrientes (modificado del estudio Craft):

   • Grasas: 25% (<7% saturada)

   • Carbohidratos: 30–45% (bajo índice glucémico)

   • Proteína: 25–35%

2. Minimizar los carbohidratos con alto índice glucémico, especialmente los azúcares refinados añadidos, jarabe de maíz con alta fructosa y jarabe de maíz en general.

   No está claro cuál debería ser el número exacto de carbohidratos al día, pero algunos recomiendan 130 gramos/día (dieta baja en carbohidratos). Otros recomiendan menos de la mitad de esa cantidad (dieta muy baja en carbohidrato/ cetogénicos). Disminuya los carbohidratos en la dieta lentamente durante semanas y con la supervisión y aprobación de un médico (véase el plan modelo más adelante). Los pacientes con diabetes deberán evitar dietas cetogénicas debido a que pueden ocurrir consecuencias graves de salud.

3. Pruebe una dieta estilo mediterráneo, incluyendo frutas y vegetales, proteínas magras (pescado, pollo, pavo), productos bajos en grasas, nueces y semillas. Evite la ingestión excesiva de carnes rojas así como de alimentos procesados.

4. Grasa "buena" (no saturada) vs. grasa "mala" (grasas saturadas y trans)—conozca la diferencia y evite ¡grasas "malas"!

5. Ácidos grasos Omega- 3 (DHA > EPA).

6. Antioxidantes

7. Vitaminas: Ácido Fólico, B12, Vitamina D (vía una nutrición adecuada, o un suplemento según sea necesario en forma de comprimido o líquido).

8. En general, ¡mientras menos ingredientes aparezcan en la lista de la etiqueta mejor!

9. Productos lácteos bajos en grasa, cuando sea posible.

10. Café (cafeinado): unas cuantas tazas pequeñas temprano en el día probablemente estén bien.

En cuanto a la recomendación #2, recomiendo el siguiente enfoque por pasos hacia el mejoramiento dietético. Debido a que existen potenciales consecuencias negativas para la salud en el plan de dieta que aparece más adelante (es necesario considerar la historia médica del paciente antes de hacer una recomendación), es necesario que cualesquiera y todos los cambios en la dieta sean supervisados y aprobados por el médico tratante.

Por ejemplo, los pacientes con diabetes que están predispuestos a una condición denominada cetoacidosis no deberán seguir la dieta que aparece más adelante. Otro efecto secundario potencial que se ha reportado de las dietas bajas en carbohidratos incluye estreñimiento o diarrea, dolores de cabeza y debilidad muscular.

Semana 1

No haga cambios drásticos en la dieta. Durante la primera semana los pacientes deberán estar más "conscientes" de lo que consumen, ver con detenimiento las etiquetas de nutrición e ingredientes, e ir a comprar alimentos en una variedad de mercados y establecimientos de productos naturales. Esto debería ayudarlos a educarse sobre los tipos de alimentos más favorables. Lea y vuelva a leer las recomendaciones anteriores y siguientes varias veces y compare las selecciones de alimentos que se han hecho en el pasado con las selecciones planificadas para el futuro. Compre una balanza (con análisis de la grasa corporal) y comience un registro semanal de peso, porcentaje de grasa corporal, circunferencia de la cintura y nivel de actividad (incluya el número de sesiones de ejercicio semanal y cantidad total de tiempo de ejercicio). Registre esta información en las hojas de registro del diario de dieta que se encuentra en el sitio web www.TheADplan.com/espanol, e incluya todas las comidas consumidas durante dos días de la semana (por ejemplo, miércoles y sábado).

Semana 2

Continúe las hojas de registro de dieta según las instrucciones anteriores, y haga un seguimiento de la mejor manera posible del total de gramos de carbohidratos. Una variedad de sitios web y folletos pueden dar estimados (visite www.MedicalNutritionFacts.com para mayor información sobre la dieta y nutrición para la enfermedad de Alzheimer). Una vez que lo apruebe y sólo bajo la supervisión de cerca de un médico, póngase una meta de 130–150 gramos de carbohidratos al día, y minimice aquellos con un alto índice glucémico. Comience a hacer esfuerzos para seguir el desglose general de macronutrientes al día que se describió anteriormente (proteína vs. grasa vs. carbohidratos) y aumente las opciones de carnes magras y bajo en grasa, mientras disminuye los azucares refinados y agregados. Trate de consumir pescado por lo menos dos veces esta semana y aumente las frutas, vegetales y demás alimentos ricos en antioxidantes.

Semanas 3–4

Continúe las hojas de registro de dieta según las instrucciones anteriores. Haga el mejor seguimiento posible del total de gramos de carbohidratos, y ahora fíjese una meta de 110–130 gramos de carbohidratos al día. Reduzca aquellos carbohidratos con un alto índice glucémico. Haga un seguimiento del desglose general de macronutrientes al día mencionado anteriormente (proteína vs. grasa vs. carbohidratos). Continúe un incremento por pasos de carnes magras y opciones bajas en grasa, mientras reduce las azucares refinadas y añadidas. Trate de consumir pescado dos o tres veces a la semana, continúe incrementando alimentos ricos en antioxidantes, e incremente las frutas y vegetales.

Semanas 5–6

Continúe lo anterior pero ahora trate de reducir los carbohidratos a 90–110 gramos al día. Minimice aquellos con alto índice glucémico.

Semanas 7–8

Continúe lo anterior pero ahora trate de reducir los carbohidratos a 70–90 gramos al día. Minimice aquellos con alto índice glucémico. Si ocurren síntomas de cetoacidosis (Primeros síntomas: mayor fatiga, debilidad, aumento de sed, micción frecuente, resequedad de la piel y lengua seca, calambres en las piernas, aliento con olor a fruta, malestar estomacal, náuseas. Síntomas posteriores: vómito, falta de aire, aumento de frecuencia respiratoria o pulso), incremente la cantidad de carbohidratos en la dieta, y hable con el médico de cabecera/médico tratante. Si los síntomas son moderados o severos acuda a la Sala de Emergencia o vea inmediatamente al médico de cabecera o médico que lo supervisa.

Semanas 9 y posteriormente

Continúe la dieta según la tolere. Reduzca los carbohidratos a 65 gramos o menos al día, si lo tolera. Si ocurren los síntomas de cetoacidosis (Primeros síntomas: mayor fatiga, debilidad, aumento de sed, micción frecuente, resequedad de la piel y lengua seca, calambres en las piernas, aliento con olor a fruta, malestar estomacal, náuseas. Síntomas posteriores: vómito, falta de aire, aumento de frecuencia respiratoria o pulso), incremente la cantidad de carbohidratos en la dieta, y hable con el médico de cabecera/médico tratante. Si los síntomas son moderados o severos acuda a la Sala de Emergencia o vea al médico de cabecera o médico que lo supervisa inmediatamente.

Aunque puede ser necesario consumir aún menos carbohidratos que las cantidades mencionadas anteriormente, cualquier intento de dieta muy baja en carbohidratos (cetogénica) se deberá hacer bajo la estricta supervisión del médico tratante. Además, utilizar la combinación de la dieta cetogénica más Axona podría acarrear graves consecuencias (por ejemplo, cetoacidosis).

11. ¿Con qué frecuencia debería un paciente con Alzheimer acudir a control médico y qué enfermedades pueden aumentar la tasa del deterioro cognitivo?

Es imperativo que el paciente acuda continuamente a control con el médico de cabecera y/o especialista para mantener su salud regular. Cualquier factor de riesgo vascular (presión arterial alta, colesterol, diabetes/azúcar alto, etc.) tiene el potencial de incrementar la tasa de avance del deterioro de la memoria.

Los niveles del colesterol del paciente se deben revisar con regularidad y habrá que considerar tratamiento si los niveles son anormales. Los medicamentos para el colesterol, también conocidos como medicamentos con estatinas, pueden ofrecer beneficios en pacientes con colesterol alto. Un estudio reciente realizado por Sano y sus colegas en pacientes con la EA leve a moderada con colesterol normal no mostraron beneficios en la progresión de la enfermedad (*Neurology*, 2011). Los riesgos y beneficios del uso de las estatinas deben consultarse en detalle con el médico. Con mis pacientes, sugiero la terapia con estatinas en pacientes con un nivel de colesterol en el límite o alto. El médico tratante debe evaluar y discutir con el paciente y su familia los riesgos y beneficios de este tipo de terapia.

Si un paciente con Alzheimer es tratado solamente por el médico de cabecera (puede incluir un internista, médico de familia, o geriatra), se sugiere una cita de control por lo menos cada cuatro a seis meses (dos o tres visitas al año). Si un paciente de EA también está viendo a un especialista (puede incluir un neurólogo o siquiatra), el seguimiento debe hacerse por lo menos cada seis meses. Una estrategia útil sería tener cuatro visitas al año (una cita cada tres meses alternando las citas con el médico de cabecera y el especialista).

Es sumamente importante que los pacientes visiten a su médico si los síntomas empeoran o cambian, o si surgen síntomas o problemas nuevos. En estas situaciones, quizás sea necesario incrementar la frecuencia de las visitas.

Otro aspecto sobre los resultados en los pacientes con Alzheimer es que las enfermedades simultáneas afectan de manera negativa la memoria y la capacidad para pensar. Por ejemplo, diferentes estudios han demostrado que la inflamación y/o infecciones en el cuerpo pueden causar una mayor inflamación en el hipocampo (Maier y colegas, Univ. de Colorado en Boulder). Esto se advierte más en los individuos de edad avanzada, aún sin padecer la enfermedad de Alzheimer. Las condiciones médicas adicionales que creemos que afectan la cognición incluyen cirugías, trastornos del sueño, y cáncer, entre un sinnúmero de otras enfermedades. En modelos con animales, se ha estudiado el efecto de la anestesia durante la cirugía. Algunos de estos estudios han descubierto que los efectos negativos de la anestesia pueden estar relacionados más con los procesos inflamatorios durante la cirugía y no con la anestesia en sí. Otros científicos no están de acuerdo y consideran que la anestesia en sí puede causar algunos de los efectos perjudiciales.

12. ¿Cuál es la mejor manera de manejar los cambios conductuales y los síntomas psiquiátricos del Alzheimer?

Uno de los aspectos más complicados de la enfermedad de Alzheimer son los cambios en el comportamiento, que incluyen ansiedad, agresividad, y depresión. Existen diferentes estrategias para ayudar a manejar estos tipos de síntomas.

Los estudios científicos sugieren que en general, tratar a los pacientes con los medicamentos inhibidores de la colinesterasa (Aricept, Exelon, Razadyne ER) y memantina (Namenda) puede resulta útil para los aspectos conductuales de la enfermedad de Alzheimer. Si ocurren problemas de comportamiento o si empeoran, los pacientes deben ser evaluados por un profesional médico calificado para garantizar que los síntomas no son producto de otra condición médica tratable, como una infección del tracto urinario, otra infección, efectos secundarios de un medicamento, otra enfermedad médica, o una variedad de otras condiciones. La mayoría de las veces cuando mis pacientes me llaman con un empeoramiento repentino o con cambios agudos en el comportamiento, la causa se atribuye posteriormente a una enfermedad médica y no al empeoramiento de la enfermedad de Alzheimer en sí. Una vez tratada la condición médica, puede tomar varios días o semanas para que el paciente regrese a su comportamiento usual y su función cognitiva inicial. A veces, a pesar de que la enfermedad médica se resuelve, los pacientes no regresan al mismo nivel inicial cognitivo al que estaban funcionando con anterioridad.

Una vez realizada una evaluación completa, y se hayan excluido todas las demás causas médicas o de otro tipo aparte del avance de la enfermedad de Alzheimer, algunos médicos pueden considerar añadir medicamentos adicionales. La primera clase de medicamentos que considero en mi práctica son los inhibidores selectivos para la reabsorción de la serotonina, o SSRI (*siglas en inglés*). Estos podrían contrarrestar la necesidad de usar medicamentos antipsicóticos, los cuales podrían tener efectos secundarios más serios. Aunque no hay evidencia que respalde el uso de los SSRI para el manejo de los síntomas conductuales de la enfermedad de Alzheimer, algunos médicos han tenido éxito con agentes como citalopram (Celexa), escitalopram (Lexapro), y sertralina (Zoloft). Existe evidencia de que los SSRI pueden mejorar la ansiedad en los adultos de edad avanzada, pero se requieren más estudios para determinar su efecto sobre la ansiedad en pacientes con la EA. Un estudio reciente realizado por los doctores Nelson y Devanand analizó siete estudios de pacientes con depresión y demencia (*Journal of the American Geriatric Society*, 2011). Encontraron que había ciertos beneficios de los antidepresivos, pero no fue suficiente para hacer una diferencia "estadísticamente significativa" entre los pacientes tratados con el medicamento versus los pacientes tratados con placebo. Los autores indicaron que un problema de sus hallazgos fue que todos menos uno de los estudios eran pequeños (menos de 50 pacientes), y los estudios quizás no hayan tenido suficientes pacientes inscritos para detectar estas diferencias estadísticas. Indicaron además que la variabilidad de los diagnósticos de la depresión, los tratamientos utilizados, y otras características de los pacientes quizás también hayan afectado los resultados. Se ha demostrado en modelos animales que ciertos medicamentos SSRI tienen el potencial de servir como "neuroprotección", lo que significa que existe la probabilidad de que retarden el progreso de la enfermedad. Además de posiblemente reducir la necesidad de usar medicamentos conductuales más fuertes que tienen potenciales efectos secundarios, estos medicamentos SSRI presentan generalmente una relación riesgo-beneficio favorable y son relativamente seguros. Como tal, los SSRI (principalmente citalopram) se han utilizado como coadyuvantes en mi práctica clínica.

Mirando hacia el futuro, se está llevando a cabo un ensayo denominado "CITAD" (que comenzó en el año 2008 y finalizará en el 2013, y luego los resultados) que se enfoca en estudiar directamente el efecto de citalopram en el tratamiento de la enfermedad de Alzheimer.

Se puede recomendar fármacos antipsicóticos y deben usarse bajo la estricta supervisión de un profesional médico calificado. Si es necesario, en mi práctica clínica tiendo a usar el medicamento quetiapina (Seroquel) comenzando con dosis muy bajas en la noche, incrementando muy lentamente y gradualmente. El médico, el paciente y los cuidadores deben discutir detalladamente los riesgos y beneficios de estos medicamentos. Cabe destacar que la Administración de Drogas y Alimentos (FDA) ha emitido una advertencia de "caja negra" (impresa en el prospecto del medicamento) para los antipsicóticos, indicando que puede haber peligros específicos cuando se usan estos medicamento en pacientes con Alzheimer. Esta advertencia indica que "los pacientes de edad avanzada con psicosis relacionada con la demencia tratados con fármacos antipsicóticos corren más riesgo de muerte". Esta información proviene de varios ensayos que muestran que el uso de estos medicamentos aumenta el riesgo de muerte en aproximadamente 1.6 veces, con mayor frecuencia debido a problemas cardiacos o infección.

Después de leer esa advertencia, los lectores se preguntarán por qué he usado estos medicamentos en numerosas ocasiones en pacientes de la enfermedad de Alzheimer con problemas de comportamiento severos (es decir, agitación, agresividad, psicosis). La respuesta es que no disponemos de otros medicamentos que hayan demostrado que funcionan. Si mi paciente de Alzheimer ya está tomando, por ejemplo, Aricept, Namenda, y Celexa, y su comportamiento es tal que el paciente está agrediendo físicamente al cuidador o es un comportamiento bastante severo que requiere internar al paciente en un asilo, las familias con frecuencia aceptan la relación riesgo-beneficio a fin de proteger al cuidador, mantener el paciente en casa, y mejorar la calidad de vida para el paciente y los cuidadores.

Aparte de Seroquel, en mi práctica he utilizado varios otros medicamentos de esta clase, pero cada uno tiene sus propios efectos secundarios además de la advertencia de caja negra. Por ende, es importante discutir estas opciones en detalle con el médico tratante.

Algunos médicos han observado el beneficio del medicamento divalproex (Ácido Valproico) para los síntomas conductuales. Sin embargo, además de tener el potencial de producir efectos secundarios, un estudio reciente realizado por Tariot y sus colegas encontró que este medicamento no retardaba la aparición de la agitación o la psicosis (*Archives of General Psychiatry*, 2011), y otro estudio por Fleisher y sus colegas mostró una mayor pérdida en el tamaño del cerebro, y un deterioro más rápido en una prueba cognitiva usada comúnmente, pero no en otras (*Neurology*, Septiembre 2011).

Igualmente existen varias intervenciones no farmacológicas que pueden ser útiles (Cohen-Mansfield, 1995). Estas incluyen las intervenciones ambientales como:

- terapias conductuales

- actividades estructuradas

- intervención sensorial

- contacto social o interacción simulada

- terapia con luz

- audífonos

- manejo del dolor

- entrenamiento del cuidador/personal.

13. ¿Qué opciones existen para tratar pacientes con Alzheimer que tienen dificultad para dormir de noche?

Existen varias opciones para tratar los problemas del sueño. Sin embargo, contamos con un medicamento específico que tiendo a usar más que los otros. Además, una de las estrategias que trato de utilizar es evitar medicamentos sedantes de la categoría denominada benzodiazepinas, comúnmente conocida como diazepam (Valium), lorazepam (Ativan), y clonazepam (Klonopin), así como medicamentos similares como zolpidem (Ambien). En mi práctica clínica prefiero usar un medicamento como trazodona (Desyrel) a dosis bajas antes de acostarse. Este medicamento debe ser utilizado bajo vigilancia de un profesional médico calificado.

Siempre uso la estrategia de "comienza con dosis bajas, avanza lentamente" cuando uso estos medicamentos. Para el trazodona, comúnmente comenzaría con 25 mg cerca de 30 minutos antes de la hora de acostarse (a veces comienzo con una dosis más baja de 12.5 mg, especialmente en mis pacientes de más edad). Trato de usar esta dosis durante por lo menos unos días o hasta una semana antes de incrementar la dosis. Si el medicamento no ha sido de ayuda después de una semana o más, lo incrementaré a 50 mg antes de acostarse, según lo tolere. Continúo evaluando cada semana, pero trato de evitar usar más 100 ó 150 mg en la noche. Usualmente, 50, 75, ó 100 mg es la dosis más alta que prescribo a mis pacientes, aunque esto varía dependiendo del paciente y la gravedad de la enfermedad.

Otros agentes que pueden tomarse en consideración incluyen eszopiclona (Lunesta) y ramelton (Rozerem).

Algunos médicos usan Lunesta con precaución ya que este medicamento también contiene un agonista del receptor de benzodiazepina y tiene una vida media más larga, quizás empeorando el "efecto de resaca" en la cognición por la mañana. Un reconocido especialista en el sueño con el que he trabajado utiliza, en cambio, la mirtazapina (Remeron), que puede ayudar a dormir en dosis bajas de 7.5 mg cada noche. A dosis bajas, el Remeron generalmente se tolera bien pero a dosis más elevadas, pueden ocurrir efectos adversos (por ejemplo, aumento de peso).

La exposición a la luz del día se dice que fortalece (incrementa la amplitud) del ritmo circadiano (reloj biológico) del ciclo sueño-despertar. Esta también es una recomendación útil que puede ser tomada en consideración.

14. ¿Qué otras recomendaciones generales podrían ayudar al paciente o al cuidador?

El apoyo del cuidador es fundamental. Si el estrés y la fatiga de ser el cuidador comienzan a afectar su propia salud y bienestar, pronto también se deteriorará la condición del paciente. Yo recomiendo que un trabajador social se involucre temprano, y dedico bastante tiempo con los pacientes para asegurarme de que el cuidador recibe el apoyo adecuado. Enfatizo igualmente de manera enérgica algo que aprendí de mi prima Cynthia, quien realizó una labor maravillosa y admirable mientras cuidó a mi tío Bob. Trato de transmitir a los cuidadores que está bien permitir que otras personas ayuden. Es fundamental tomarse un descanso ya que les ayuda a mantener la fuerza para que puedan hacer más por sus seres queridos posteriormente. Ella me enseñó además que podían hacer otras cosas juntos como doblar la ropa limpia (especialmente mezclar y emparejar calcetines) cepillar al perro, o recoger conchas de mar en la playa. A medida que pasa el tiempo, pueden descubrirse actividades individuales y en grupo que ayudan al cuidador y le permite además un bien merecido descanso.

Normalmente sugiero que para empezar contacten a la Asociación de Alzheimer (www.alz.org). Es fundamental que el cuidador reciba apoyo desde el inicio y de manera continua. Sugiero además que un trabajador social clínico acreditado, terapeuta o gerente de cuidado geriátrico realice una evaluación, y ayude con consejos, apoyo, una evaluación del hogar, etc. Igualmente pueden sugerir programas de actividades en la comunidad y otros recursos disponibles como programas de actividades y de cuidado diario para adultos (si es necesario). Hay un libro excelente sobre este tema que recomiendo a mis pacientes escrito por Nataly Rubenstein MSW, LCSW, C-ASWCM, titulado, "Alzheimer's disease and Other Dementias: The Caregiver's Complete Survival Guide" *[La enfermedad de Alzheimer y otras demencias: Guía completa de supervivencia para cuidadores]*. Igualmente les refiero una evaluación de salud del hogar y una enfermera a domicilio para que ayude en todas las etapas de la enfermedad, especialmente si existen cambios recientes o si el paciente o cuidador está teniendo problemas con el manejo del medicamento.

Existen diversos grupos de apoyo en todo el país. Cada año se implementa una gran variedad de programas educativos y congresos auspiciados por la Asociación de Alzheimer y otras organizaciones para pacientes, cuidadores, y familiares. Intente contactar a la sede local por teléfono o visite su sitio web. Véase del Capítulo 19 para información sobre los centros para los trastornos de la memoria en los Estados Unidos.

Recomiendo varias ideas útiles. Traer a la familia a cada cita con el médico es fundamental. Cualquier paciente con una disminución cognitiva de cualquier grado (desde la más leve hasta la más severa) siempre debería estar acompañado de por lo menos uno, mejor aún dos o tres familiares o amigos. Los familiares o amigos pueden proporcionar detalles históricos de las fallas de la memoria y el funcionamiento diario que son fundamentales para que el médico elabore un plan de manejo optimizado de la enfermedad. Además, tener a una persona encargada de tomar notas o formular preguntas específicas (escritas antes de la cita médica) ayudará con el plan general de atención y posiblemente con los resultados del paciente. Aunque usted no lo crea, ¡la mayoría de los médicos aprecian las preguntas que plantean los pacientes y sus cuidadores! En el cuidado de pacientes con Alzheimer es de suma importancia desarrollar una relación a largo plazo con el médico y mantenerse educado e informado.

Debido a los cambios en el sistema de salud y reembolso al proveedor, muchos médicos están luchando constantemente por hacer que el dinero alcance. Si usted es afortunado y consigue un médico que dedique tiempo valioso para estar con usted y desarrollar esta relación, ¡no olvide agradecerle así como al personal del consultorio por su amabilidad y ayuda!

15. ¿Por qué algunas de estas intervenciones funcionan bien en ciertos pacientes y no en otros?

Cada año que pasa aprendemos más sobre la respuesta a esta pregunta. Una de las áreas más importantes sobre la cual todavía tenemos mucho que aprender es la genética. Dependiendo del código genético, o el ADN, los pacientes tienden a responder mejor a un tratamiento o a otro, o pueden no responder a ningún tratamiento.

Este campo, llamado farmacogenómica, se está expandiendo rápidamente pero una explicación detallada va más allá del alcance de este libro. En definitiva, ahora sabemos que tener una copia del gen APOE4 puede disminuir las posibilidades de responder a varias terapias. De hecho, ciertos tratamientos como el aceite de pescado DHA, Axona (alimento médico), y una vacuna que está siendo estudiada actualmente llamada Bapineuzumab han demostrado que los pacientes con ciertos genes responden mejor que aquellos que no presentan dicho tipo de código genético. Se requiere mucha investigación para aclarar estos puntos, y no hemos llegado al punto en que la mayoría de los médicos practicantes envíen muestras de sangre para determinar el ADN a fin de tomar decisiones de tratamiento. Si usted es un profesional de la salud que está leyendo este libro, le sugiero que lea nuestro artículo sobre la genética de la demencia, "Genetics of Dementia" en la serie *Continuum* (Academia Americana de Neurología, abril 2011) para más información detallada.

Contamos además con varios artículos sobre el poder del pensamiento positivo. En otras palabras, si el paciente o el cuidador, o incluso el médico, "piensa" que un medicamento u otro tratamiento funcionará, quizás en realidad tenga una mayor probabilidad de que funcione en ciertas condiciones médicas. Creo firmemente que mantener una actitud positiva es extremadamente importante tanto para los pacientes como para los cuidadores durante toda la enfermedad. Recuerde esta cita importante: "¡Piensa positivo, y positivo será!"

16. ¿Por qué mi médico no me ha recomendado varias de las opciones mencionadas en este libro?

Muchos de los pacientes que me son referidos para obtener una segunda opinión no han recibido instrucciones de su médico de comenzar varios de los tratamientos mencionados en este libro. Esto no quiere decir que el médico que lo refiere esté haciendo algo malo. De hecho, si el médico tratante está haciendo las cosas "según las reglas" y está siguiendo los lineamientos de la FDA, un paciente con demencia leve a moderada del tipo de la enfermedad de Alzheimer debería estar tomando solamente un medicamento, y un paciente con enfermedad moderada a severa debería estar tomando dos medicamentos juntos.

Como mencioné anteriormente, y por muchos motivos, yo prefiero un enfoque mucho más integral para tratar esta enfermedad. Mientras haya alguna evidencia o potencial de efectividad y las intervenciones sean generalmente seguras, creo que la relación riesgo-beneficio de la terapia multimodal favorece el enfoque integral que aquí he presentado.

Algunos médicos permanecen escépticos de cualquier tratamiento o intervención que no esté aprobado por la FDA. Comprendo sus preocupaciones, pero una vez más, trato a todos mis pacientes como si fuesen mi propia familia y prefiero intentar estos tratamientos, que son relativamente seguros, que no intentarlos en absoluto.

Algunos médicos consideran que no se justifica el tratamiento, aún con medicamentos aprobados por la FDA, con base en la evidencia disponible. Yo he tratado este tema con varios médicos reconocidos y bien capacitados. Ellos fundamentan su decisión en los resultados de los ensayos de investigación, los efectos secundarios potenciales, y el costo de los medicamentos.

Respetuosamente discrepo con este enfoque. Siento que el paciente que está sentado frente a mí es un individuo. En mi opinión, tomar las decisiones del tratamiento fundamentado en los resultados de grandes estudios que se enfocan en un gran número de pacientes es bastante útil y muy importante, pero eso es tan sólo una pieza del rompecabezas. Yo adopto un enfoque integral respecto a la EA y siento que es preferible ofrecer varias opciones con una relación de riesgo-beneficio favorable.

Por ejemplo, una manera de ver el uso de los medicamentos inhibidores de la colinesterasa es generalizar las tasas de respuesta. Algunos médicos consideran que cuando un paciente comienza a usar el inhibidor de la colinesterasa, existe una probabilidad de aproximadamente 33% de que el paciente se mejore, una probabilidad de aproximadamente 33% de que el paciente se estabilice, y una probabilidad de aproximadamente 33% de que el paciente continúe su deterioro sin recibir ningún beneficio. Algunos médicos dirían que una probabilidad de "solamente" el 33% de mejoría, combinado con el costo y los posibles efectos secundarios (por ejemplo, náuseas, vómitos, diarrea, o incluso problemas de ritmo cardiaco como un latido de corazón lento), no los alienta a recomendar el uso de ese medicamento con sus pacientes.

De nuevo, respetuosamente no estoy de acuerdo con esto. Aun si "sólo" existe una probabilidad del 33% de mejoría, ¡ese 33% es mucho más elevado que cero por ciento! Además, fundamentado en un estudio pequeño, aleatorizado, doble ciego, controlado con placebo, que añadía 1 mg de Ácido Fólico en combinación con el inhibidor de la colinesterasa podría incrementar la respuesta positiva de ~39% a 70%.

Varios estudios también han demostrado que cuando se suspenden los medicamentos de colinesterasa, se observa un deterioro en la función cognitiva (cuando se compara con el tratamiento) después de tan solo seis meses. En mi práctica, como nunca sé que paciente podría responder al tratamiento, casi siempre ofrezco este tratamiento como una opción para mis pacientes.

17. ¿Con todas estas opciones para tratar la EA, por dónde empezamos?

Es muy importante comenzar cualquier terapia nueva de manera lenta y por pasos. Como regla general, siempre es mejor comenzar una intervención nueva (medicamento, suplemento, alimento médico) a la vez. Para algunos medicamentos, suplementos, o alimentos médicos, un inicio lento (utilizando al principio la dosis más baja e incrementándola poco a poco) puede reducir la posibilidad de los efectos secundarios. Igualmente, si comienza más de un tratamiento a la vez, quizás sea imposible saber cuál causó un efecto secundario, si ocurre alguno.

La decisión de cuándo comenzar las terapias antes mencionadas y cómo combinarlas, es realmente bien compleja y debe tomarla el profesional médico calificado que estará tratando al paciente continuamente. Cuando se diagnostica por primera vez que un paciente tiene enfermedad de Alzheimer leve, usualmente comienzo con el inhibidor de la colinesterasa junto con 1 mg de Ácido Fólico cada día. Luego de ajustar la dosis del inhibidor de la colinesterasa, y una vez que sea bien tolerado y esté estable, entonces puedo sugerir el aceite de pescado DHA con pequeños incrementos, seguido de cúrcuma 3 a 4 semanas después. El alimento médico Axona también puede ser considerado una vez se toleren bien las terapias mencionadas anteriormente. Una vez el paciente esté en un régimen estable, yo también considero la terapia con las estatinas, y usualmente uso simvastatina. Toda vez que la enfermedad comience a progresar, o incluso a veces más temprano, considero el uso de Namenda. Si se presentan problemas de atención, depresión, o alguna otra queja conductual leve, podría considerar el uso de citalopram (Celexa).

Tan pronto como se sospeche un diagnóstico de la enfermedad de Alzheimer, se debería implementar varias intervenciones no farmacológicas incluyendo el ejercicio físico y mental, un programa de actividad de musicoterapia, dieta y otras modificaciones del estilo de vida.

18. ¿Existe algún tratamiento que no recomendaría, o de cuya efectividad no esté seguro?

Existen varios tratamientos que en el pasado se creía eran útiles pero que actualmente, considerando la evidencia científica más reciente, no reciben la misma aprobación de antes. No recomiendo una dosis alta de Vitamina E (no más de 400–800 I.U. diarios) ya que algunos estudios han demostrado un riesgo potencial (especialmente en pacientes con enfermedad cardiaca). No recomiendo ginkgo biloba, ya que no hay pruebas del tratamiento y existe un riesgo potencial de efectos secundarios. Existe además un estudio grande sobre el ginkgo biloba que demostró que no hay ningún beneficio que apunte a la prevención. Hay varios otros tratamientos donde los datos científicos todavía no están claros de manera que hasta el momento, no los incorporo en mi manejo clínico. Las personas interesadas pueden leer sobre la variedad de tratamientos potenciales en la internet o encontrar varios suplementos y vitaminas en los establecimientos de productos naturales que dicen tener un efecto "estimulador del cerebro".

Sin embargo, al 2012, mis recomendaciones para los pacientes se limitan a aquellas que describo en este libro.

19. ¿A dónde puedo acudir en busca de ayuda? ¿Debería solicitar una segunda opinión? ¿Cómo puedo obtener más información sobre investigaciones actuales en cuales yo pueda participar?

En los Estados Unidos, existen diferentes maneras de obtener ayuda. Una de las mejores opciones es acudir a la Asociación de Alzheimer. Cuentan con una línea de ayuda las 24 horas donde pueden contestar una variedad de preguntas (1–800–272–3900) así como ofrecer algunas recomendaciones generales de los servicios en el área. Su sitio web también es muy útil: www.alz.org.

Otra fuente de información es el Alzheimer's Disease Education and Referral Center, que puede ayudarle a aprender más sobre la enfermedad de Alzheimer así como proporcionarle referencias para los estudios clínicos de investigación y demás información. Su número telefónico es 1–800–438–4380 y el sitio web es www.nia.nih.gov/alzheimers.

En cuanto a una segunda opinión, ver a otro médico con entrenamiento especializado en la EA, puede resultar útil. Si no hay un especialista en Alzheimer en el área local, existe otra opción de consultar con un Neu-rólogo o un Psiquiatra Geriátrico además del médico de cabecera.

En los Estados Unidos, existen varios Centros de Investigación de la Enfermedad de Alzheimer que se enfocan en el cuidado clínico y la investigación (Apéndice D). Algunos de los médicos más reconocidos están afiliados a estos centros, aunque muchos de ellos se enfocan en la investigación principalmente. Si un paciente está interesado en participar en un ensayo clínico, estos centros pueden ser una opción.

Recuerde que dichos centros académicos practican la medicina fundamentada en la evidencia, se guían "por las reglas", y quizás no recomienden varias de las opciones analizadas en este libro. Sin embargo, estos centros cuentan con una variedad de recursos y la experticia especial que uno podría estar buscando.

Aparte de estos centros, una de las mejores estrategias que mis pacientes han utilizado es aprender sobre los médicos hablando con otros pacientes y cuidadores. Asistir a los programas de apoyo de los cuidadores y otras actividades auspiciadas por la Asociación de Alzheimer, por ejemplo, puede ayudarle a conocer a otras personas que estén satisfechas con médicos que ejerzan en el área.

La decisión de someterse o no someterse a una evaluación para participar en un estudio clínico debe ser discutida en detalle con el paciente, la familia, y el médico tratante. En mi práctica, apenas 20% de mis pacientes se encuentran inscritos actualmente en un estudio de investigación tratando de determinar la efectividad de una terapia nueva para la EA. Una consideración clave con casi todos los estudios clínicos es que un cierto número de participantes (usualmente el 50%) recibirá el agente en investigación, y el resto de los pacientes recibirán un placebo, una sustancia inactiva que no debería tener ningún tipo de efecto. Se están llevando a cabo varios estudios clínicos que parecen prometedores; sin embargo, no conoceremos los resultados hasta varios meses o incluso años después de que termine el estudio. Para averiguar más acerca de estos estudios, consulte con su médico tratante o busque en la Internet. Hay una página web auspiciada por el gobierno de los Estados Unidos (www.clinical trials.gov) que mantiene una lista de los estudios de investigación que se están realizando y los que han terminado recientemente para miles de enfermedades, incluyendo la EA. La Asociación del Alzheimer cuenta con un sitio web denominado TrialMatch™ (www.alz .org/trialmatch, teléfono 800–272–3900) que comenzó en el año 2010. Este servicio ofrece servicios individualizados de compatibilidad para pacientes con EA, disminución cognitiva leve, y demencias relacionadas, así como información para sus cuidadores, familias, y proveedores de atención médica. Los estudios disponibles se encuentran basándose en varios factores, incluyendo el diagnóstico específico, el estado de la enfermedad, la historia de tratamiento, y la ubicación. El servicio es gratuito y confidencial. Para fines del este año, el servicio contaba con una lista de más de 130 estudios de investigación en más de 500 centros en todo los Estados Unidos.

20. ¿Puede resumir el mejor plan de tratamiento para el Alzheimer?

Cuando doy mis presentaciones en todo el país, muchos me piden que comparta con ellos las recomendaciones que hago a mis pacientes de manera de ellos poder mejorar la atención que prestan a sus pacientes. Yo comparto libremente estas recomendaciones con profesionales de salud relacionados, incluyendo médicos, enfermeras, enfermeras especializadas, asistentes médicos, y farmaceutas.

La "receta" es lo que siento que es la mejor manera de tratar el Alzheimer. Si bien no puedo garantizar que todo lo que aparece en la lista hará una diferencia, puedo decir, siendo 100% honesto, que éste sería exactamente el mismo tratamiento que yo consideraría para algún miembro de mi familia, y, por supuesto, para los pacientes de mi práctica. Aprendí de uno de mis profesores anteriores que el cuidado del paciente no debería fundamentarse solamente en un algoritmo. Esto significa que cada paciente debe ser considerado de manera individual. En otras palabras, definitivamente cada paciente no debe seguir este plan exactamente. Todo régimen de tratamiento debe ser diseñado cuidadosamente para cada paciente individual por el médico tratante, y debe ser supervisado de cerca por el médico.

Cuando desarrollé por primera vez este plan y lo compartí en 2005, lo denominé mi "Plan de Alzheimer de 10 pasos". En 2006, el nombre cambió a "Mi plan de doce pasos". Ahora, ya estamos en el "Plan del Alzheimer de veinte pasos". La estadística por sí sola debería ser bastante alentadora para quienes leen este libro, ya que solamente en los últimos 5 años he podido *duplicar* el número de recomendaciones que doy a mis pacientes.

Cuando comencé mis estudios en la facultad de medicina, básicamente no existían tratamientos para la enfermedad de Alzheimer. En el próximo año, espero que el nombre de plan cambie otra vez al "Plan de veintidós pasos," y que en los años futuros continuemos con el gran progreso que hemos alcanzado hasta ahora.

Si tratara de imaginar el futuro de la enfermedad de Alzheimer, hay varias intervenciones en el horizonte que me emocionan. Existen varias terapias nuevas e innovadoras que se encuentran en estudio actualmente. Algunas terapias incluyen tratamiento con vacunas y otros medicamentos tomados en forma de comprimidos o terapia intravenosa (IV). La discusión de estos tratamientos va más allá del cometido de este libro, ya que todavía queda mucho por hacer. Confío en que en el futuro, quizás en los próximos 5 a 7 años, estaremos progresando de manera significativa en el tratamiento de esta enfermedad.

Como he dicho en varias oportunidades al finalizar mis exposiciones sobre el tratamiento de la enfermedad, no existe una "bala mágica" o "píldora mágica" para curar el Alzheimer. Sin embargo, la terapia combinada siguiendo los siguientes pasos podría ofrecer los mejores beneficios. Implementando estas estrategias, y con los novedosos avances en progreso, hoy más que nunca hay esperanza para los pacientes que padecen de Alzheimer.

Consideraciones para Pacientes con Enfermedad de Alzheimer

1. Colocar un parche Exelon de 4.6mg al día durante cuatro semanas, luego si se tolera, incrementar la dosis a un parche de 9.5mg. Colocar el parche en el cuadrante superior de la espalda [véase la fotografía en el Prospecto] en la piel limpia, seca, y sin vellos. Rotar cada día el lugar de la aplicación para reducir la posibilidad de irritación de la piel, y asegurarse de retirar el parche viejo antes de colocar uno nuevo. No se debe utilizar en un lapso de 14 días en el mismo sitio. Considerar Exelon 13.3 mg cada día una vez este producto salga al mercado.

O

Comenzar con Aricept de 5 mg cada día con comida (desayuno o almuerzo, la comida que sea más abundante). Después de 4 semanas, y solamente si se tolera, incrementar la dosis a 10 mg diarios. Después de por lo menos tres meses, considerar Aricept de 23 mg cada día para pacientes con enfermedad severa (también debe tomarse con comida y estar pendiente de los efectos secundarios).

2. Acido Fólico, 1 mg diario. Comenzar con el inhibidor de la Colinesterasa.

3. Cápsulas de aceite de pescado, incrementando lentamente hasta por lo menos tres cápsulas al día. Debe contener DHA, mientras más mejor (algo de EPA también está bien). Si bien el estudio más reciente (publicado en *JAMA*) sobre el DHA a base de algas no mostró un retardo en general del deterioro cognitivo, se observó un beneficio en los pacientes APOE4 negativo, y otros estudios han demostrado el beneficio del aceite de pescado derivado de pescado. Tratar de consumir por lo menos 250 mg de DHA en cada cápsula para un total de por lo menos 1.000–1.500 mg diarios de DHA específicamente. Al principio, intentar con una cápsula cada día después de una comida abundante y con agua o jugo, luego aumentar, si lo tolera, a dos veces al día.

4. Una vez tolere todo lo anterior por unos meses, considerar tomar medio paquete de Axona (alimento médico) al día con comida (preferiblemente el desayuno o el almuerzo, la que sea más abundante) por una semana, luego incrementar al

paquete completo por día. Verter primero 6–8 onzas de agua, Boost/Ensure, leche descremada, u otro líquido en un tazón para batir que viene con la muestra (u otro tazón para batir), agregar el polvo y luego batir/mezclar para asegurar su tolerabilidad. Durante las primeras semanas, debe beberse después de una comida abundante y lentamente en el transcurso de 20 a 30 minutos.

5. Cúrcuma (raíz de cúrcuma). Comprar en un establecimiento de productos naturales.

6. A medida que progresa la enfermedad, considerar añadir memantina (Namenda) al medicamento inhibidor de la colinesterasa—ajustar este medicamento lentamente a 10 mg dos veces al día (o Namenda XR 28 mg cada día una vez este producto salga al mercado).

7. Aumentar la actividad física según se tolere y según apruebe el médico de cabecera—sugerir un entrenador personal si el problema es la motivación, ya que el ejercicio físico mejora la función del cerebro y beneficia al resto del cuerpo—recomendar ejercicio por lo menos 3–4 veces a la semana, por 45–60 minutos si se tolera.

8. Mantener una dieta sana (discutir esto con el médico de cabecera o el nutricionista) y mantenerse

con buena salud física. Incluir pescados como caballa, trucha, arenque, sardinas, atún blanco y salmón en la dieta. Estos tipos de pescado tienen un alto contenido de dos tipos de ácidos grasos Omega-3, el ácido eicosapentaenoico (EPA) y el ácido docosahexaenoico (DHA). El tofu y otras formas de frijol de soya podrían ayudar, así como la canola, las nueces, y sus aceites. Los antioxidantes, frutas, vegetales, y carnes magras son importantes (Véase el Capítulo 10 para más detalles sobre la dieta y las estrategias de nutrición en la enfermedad de Alzheimer).

9. Continuar la actividad mental con videojuegos como Brain Age y Big Brain Academy, etc. (Nintendo DS o Nintendo Wii), rompecabezas, juegos de palabras, lectura de libros, crucigramas, y demás juegos que requieran pensar. Las actividades cognitivas pueden ayudar unas cuantas veces a la semana (retar al cerebro puede ayudar a mantenerlo), pero las últimas investigaciones han advertido contra un exceso de actividades mentales. Un buen sitio web para actividades del cerebro el cual hace un seguimiento del progreso del paciente es www.lumosity.com (se recomienda usarlo una vez a la semana).

10. Escuchar música (especialmente música clásica) y

considerar los programas de musicoterapia, como por ejemplo www.TherapyForMemory.com y otras sesiones de terapia directa.

11. Incrementar la socialización, incluyendo programas de actividades, clases para adultos, y grupos sociales. Aprender un nuevo idioma, un tema nuevo, o un pasatiempo, especialmente en grupo, puede ser particularmente útil.

12. Control continuado con el médico de cabecera para un mantenimiento regular de la salud. Cualquier factor de riesgo vascular (presión arterial alta, colesterol, azúcar alto, etc.) incrementará la tasa de avance del deterioro de la memoria. Hacer revisar el nivel del colesterol y considerar tratamiento. Los riesgos y beneficios del uso de las estatinas debe discutirse en detalle. Considerar el inhibidor ACE (por ejemplo, lisinopril, perindopril, o captopril debido a su capacidad de atravesar la barrera de sangre del cerebro).

13. Considerar agregar Vitamina D de 1.000–2.000 I.U. cada día. Los riesgos-beneficios deben ser discutidos en detalle con el paciente y la familia. Considerar aproximadamente 10–15 minutos de exposición a la luz solar al día, si el médico tratante lo aprueba.

14. Cuando ya esté usando el inhibidor de la colinesterasa y memantina, si ocurren problemas conductuales, considerar el uso de SSRI (por ejemplo,
citalopram) para contrarrestar la necesidad de usar
medicamentos antipsicóticos. Evitar las benzodiazepinas, zolpidem (Ambien), etc.

15. Cuando ya esté usando el inhibidor de la colinesterasa y memantina, si ocurren problemas del sueño,
considerar el uso de trazodone, ramelton (Rozerem), o eszopiclone (Lunesta). Evitar las benzodiazepinas, zolpidem (Ambien), etc.

16. Involucrar al trabajador social desde el inicio, y asegurarse de que el cuidador cuenta con un apoyo
adecuado. Sugerir la Asociación de Alzheimer (www
.alz.org) como contacto inicial. Es fundamental que
el cuidador reciba un apoyo constante. Considerar
una evaluación por un trabajador social clínico
acreditado quien ayudará con consejos, brindará
apoyo, realizará una evaluación del hogar, etc.
Igualmente pueden sugerir los programas de actividades en la comunidad y un entrenador personal, si
desea. Unirse a los grupos de apoyo locales.

17. Considerar una evaluación de la salud del hogar/
referir a una enfermera a domicilio para que ayude
con el manejo del medicamento.

18. Modificación de la dieta (baja en carbohidratos). Véase el Capítulo 10 para más detalles.

Recomendaciones para los Proveedores de Salud en la evaluación /diagnóstico

19. Si ordena imágenes por resonancia magnética (MRI), solicite cortes finos a nivel del hipocampo/ lóbulo temporal (es decir, secuencia MPRAGE o protocolo de epilepsia, sin contraste). Solicite al radiólogo que valore si hay atrofia del hipocampo, pero lo óptimo es que un clínico con experiencia en Alzheimer revise las imágenes, si es posible.

20. Considere una prueba neuropsicológica. Los neuropsicólogos con frecuencia ofrecen buenas recomendaciones fundamentadas en los déficits cognitivos específicos que se identifican.

SECCIÓN 3: PREVENCIÓN DEL ALZHEIMER

21. ¿Padeceré de la enfermedad de Alzheimer? ¿Tengo mayor probabilidad si tengo un familiar con Alzheimer?

Esto me lo preguntan con frecuencia, pero antes de responder, permítame aclarar unas cuantas cosas. En general, la enfermedad de Alzheimer es una condición muy común sin importar si la persona tiene un familiar con la enfermedad o no.

Hagamos un resumen de algunas de las estadísticas generales. Según un informe de los Institutos Nacionales de la Salud, una de cada siete personas mayores de 71 años padecerá de demencia por cualquier causa. La causa más común de la demencia es la enfermedad de Alzheimer. Para la edad de 85 años, las estadísticas muestran que más del 40% de las personas tendrá la enfermedad Alzheimer. Recuerde que estas estadísticas básicamente no toman en cuenta la historia familiar. Lo más importante aquí es que el riesgo de padecer la EA de todas las personas aumenta con el tiempo porque el principal factor de riesgo es la edad avanzada.

Habiendo dicho esto, existen genes específicos que pueden heredarse por generaciones que pueden aumentar la posibilidad de desarrollar el Alzheimer. La buena noticia es que solamente el 6% de los casos de Alzheimer se debe a los tipos de genes que causan un inicio temprano del Alzheimer. No entraremos en detalle pero estas mutaciones genéticas incluyen la mutación en el gen de la Presenilina-1, Presenilina-2, y la Proteína Precursora del Amiloide. Estos genes contribuyen al desarrollo del Alzheimer en pacientes menores de 60 años.

Existe otro grupo de genes que está asociado con el inicio de la enfermedad de Alzheimer en personas de más edad, o el Alzheimer de inicio tardío. El gen más estudiado se llama Apolipoproteína Epsilon-4 (o comúnmente denominada APOE4). En resumen, todos recibimos una copia del gen APOE de nuestra madre, y otra copia de nuestro padre. Existen tres tipos de estos genes, APOE2, APOE3, y APOE4. Si una persona posee uno o más del tipo APOE4, el riesgo de desarrollar la enfermedad de Alzheimer incrementará. Sin embargo, al momento de publicación de este libro, no se recomienda la prueba genética del APOE. Saber si un paciente tiene una o más copias del APOE4 no necesariamente ayuda al médico a predecir si o cuando una persona desarrollará la enfermedad de Alzheimer. Por otro lado, tener una o más copias del APOE2 le ofrece un menor riesgo de desarrollar la enfermedad de Alzheimer.

Aun nos falta mucho por recorrer en términos del uso de las pruebas genéticas para ayudar con el diagnóstico pre-sintomático del Alzheimer. Por lo tanto, en mi práctica no recomiendo que los familiares de los pacientes con Alzheimer se sometan a pruebas genéticas, sino más bien sugiero que todos los miembros de la familia se enfoquen en un plan de estilo de vida saludable como el que se detalla en los próximos capítulos.

Muchos expertos sienten que el incremento en el número de casos de la EA también se debe a una variedad de factores distintos del envejecimiento de nuestra población, como la capacidad mejorada de hacer un diagnóstico más exacto. Note que esto sugiere que la incidencia de la EA habría sido mucho mayor en años anteriores, pero no ha sido hasta ahora que hemos podido percatarnos de eso. Con los avances en el campo de la medicina, los médicos ahora pueden identificar pacientes con EA de diferentes maneras. Hemos aprendido mucho acerca del cerebro y el envejecimiento del cerebro, y podemos usar la información recopilada para hacer un diagnóstico mucho más exacto de la enfermedad de Alzheimer que en el pasado.

Otros expertos sienten que basados en la evidencia científica, uno de los motivos por los que ha habido un incremento en el número de casos de EA es el cambio en la dieta y los patrones de nutrición, particularmente en los Estados Unidos. Como mi colega el Dr. Christopher Ochner, un miembro de la facultad de la Facultad de Médicos y Cirujanos de la Universidad de Columbia me ha enseñado, el tamaño de las porciones, la ingesta promedio de las comidas, la obesidad en adultos, y la obesidad infantil son cuestiones críticas que deben ser tratadas y podrían ciertamente estar relacionadas. La comida rápida está en cada esquina, los alimentos procesados en cada máquina expendedora, y azúcar, azúcar, y más azúcar añadida a prácticamente a todo lo que está a nuestro alcance. Las personas están comiendo más grasa y menos frutas y vegetales que nunca antes. Esta "dieta occidental" ha sido estudiada ampliamente y los resultados demuestran que este tipo de dieta está asociada con un mayor riesgo de desarrollar la EA (trataremos este tema más adelante). Hoy en día, la mayoría de nosotros comprende que el azúcar es "malo" cuando se trata de una condición bien conocida como la diabetes. Pero lo que aún no se ha entendido a cabalidad son los efectos a corto y a largo plazo de los carbohidratos (es decir, el azúcar) sobre la enfermedad de Alzheimer.

22. Tengo un familiar con Alzheimer y me preocupa desarrollar esta enfermedad; ¿Qué estrategias sugiere para su posible prevención?

Muchas de mis recomendaciones son similares a algunos tratamientos que empleo para los pacientes que han sido diagnosticados con Alzheimer. Aunque los estudios científicos no lo han comprobado en un 100%, creo que varias de las estrategias descritas en esta sección podrían ser beneficiosas, además de que tienen una relación riesgo-beneficio favorable.

Aunque profundizaremos más en las preguntas que se responden más adelante en este libro, la moraleja sobre la prevención o reducción del riesgo de desarrollar la enfermedad de Alzheimer es que se debe llevar un estilo de vida saludable. ¿Hace ejercicio regularmente? ¡Mejor que sea así! ¿Fuma cigarrillos? ¡Pare de fumar! ¿Tiene sobrepeso significativo? ¡Pierda peso! ¿Le han diagnosticado tensión alta o colesterol alto? ¡Consulte a un médico y obtenga tratamiento!

El efecto de la dieta sobre la salud general del cuerpo comienza temprano…¡en el vientre! Esto significa que lo que come una madre embarazada durante su embarazo tiene un efecto en futuras enfermedades y control de peso. Un estudio por Sinclair y sus colegas (publicado en *Proceedings of the National Academy of Sciences*, 2007), demostró que la reducción de B12, folato, y metionina de la dieta materna (en animales) aumentó la adiposidad (depósitos de grasa), tensión alta, resistencia a la insulina, etc. en la cría más adelante en su vida.

Hemos avanzado en el entendimiento de los cambios cognitivos con el envejecimiento, específicamente la enfermedad de Alzheimer, pero aún queda trabajo por hacer.

¡Sólo porque uno está envejeciendo no significa que la demencia se desarrollará automáticamente! La enfermedad de Alzheimer no es inevitable, pero recuerde que existen algunos cambios en cognición que ocurren "normalmente" con la edad. Esta condición se denomina Disminución Cognitiva Relacionada con la Edad. Los síntomas podrían incluir pérdida intermitente de memoria, dificultad para encontrar palabras y lentitud en la velocidad del pensamiento. Cuando se aíslan los cambios cognitivos de las dificultades con la memoria, en ocasión nos referimos a esta condición como Pérdida de la Memoria Relacionada con la Edad.

Sabemos además que mientras que el cerebro envejece en el tiempo, ocurre una compensación. En otras palabras, hay una reorganización de funciones en múltiples niveles, desde muy pequeños (por ejemplo, célu-las cerebrales y moléculas) hasta los muy grandes (por ejemplo, los comportamientos). Debería ser nuestra meta dedicarnos a ciertas actividades y comportamientos desde jóvenes hasta la mediana edad (se discutirá), ya que estas actividades podrían mejorar nuestra capacidad de compensar por la disminución de la función cerebral más adelante.

Existe una variedad de factores de riesgos genéticos y ambientales para la disminución cognitiva (por ejemplo, la enfermedad de Alzheimer, disminución cognitiva relacionada con la edad). Por ejemplo, los niveles más altos de colesterol HDL ("buen" colesterol) están relacionados con la capacidad de pensamiento preservada en individuos con más de 100 años. De hecho, hay varios factores de estilo de vida (por ejemplo, la cantidad de ejercicio y estrés), y varias condiciones médicas (por ejemplo, factores de riesgo vasculares, síndrome metabólico, inflamación) que se relacionan con cambios en la capacidad de pensamiento y memoria.

La mayoría de los individuos con factores de riesgo de enfermedad vascular sufren de enfermedad vascular "asintomática". En otras palabras, no presentan síntomas clínicos. Sin embargo, aún sin síntomas aparentes, ocurren daños "silentes". Con el envejecimiento, una buena cantidad de pacientes de 80 años muestra evidencia de enfermedad vascular en sus cerebros, como se ve en el diagnóstico por imágenes. Esta teoría relaciona el envejecimiento cognitivo con la interacción de varias enfermedades coexistentes. Se observan pequeños derrames clínicamente silentes (muerte del tejido del cerebro) que aparecen como "puntos" brillantes en la exploración del cerebro, generalmente conocida como una exploración de imágenes por resonancia magnética (*MRI-por sus siglas en inglés*). Estos se conocen como "hiperintensidades de la materia blanca," las cuales aumentan en prevalencia y extensión con la edad y más recientemente se ha encontrado que están relacionadas con déficits de la capacidad cognitiva. Las investigaciones previas y actuales que realizan los Drs. Au, DeCarli y Wright ayudarán a aclarar estos puntos en el futuro.

Los adultos jóvenes saludables pueden procesar la información en su cerebro más eficientemente que los adultos mayores con evidencia de daños vasculares (aun cuando este daño fuese "clínicamente silente" lo que significa que no se observó ningún síntoma ni señales en la evaluación neurológica o cognitiva). Otra manera de entender este punto es que los adultos mayores con daño vascular procesan la información de una manera menos eficiente que los jóvenes adultos sin daños vasculares.

En general, el envejecimiento está relacionado con el deterioro cognitivo y un incremento del riesgo vascular. Estos riesgos vasculares están relacionados con un deterioro más amplio y rápido de la capacidad de pensamiento y grandes diferencias en edad en la función cerebral.

Se han propuesto varios modelos que nos ayudarán a entender la variedad de factores que afectan la memoria y la cognición. Un estudio denominado Northern Manhattan Study (Dr. Sacco y colegas) ha investigado los aspectos ambientales y genéticos de los cambios cognitivos relacionados con la edad, el cual ha hecho un seguimiento de los pacientes durante casi 20 años. Fundamentado en esta investigación, el envejecimiento cognitivo "exitoso" ocurrió en aproximadamente 30% de los pacientes. Una manera para ayudar a determinar cuáles de los pacientes envejecerá exitosamente o tendrá un deterioro cognitivo con el pasar del tiempo es utilizar la Puntuación Global de Riesgo Vascular. Se desarrolló esta puntuación como parte de este estudio, y toma en consideración marcadores tales como obesidad, presión arterial, ejercicio y consumo de alcohol. Muchos de estos factores de riesgo no sólo contribuyeron al daño vascular en el cerebro, sino también al encogimiento del cerebro y el progreso y/o inicio del Alzheimer. Utilizando una combinación de estos factores, se ha desarrollado un calculador en línea para proveer un estimado del riesgo de futuras condiciones de salud. Para más información visite: http://neurology

.med.miami.edu/gvr/gvr.htm (este sitio web es exclusivamente para fines de investigación y no ofrece asesoría médica).

Aunque la discusión en este texto se enfoca en las estrategias para evitar o demorar el inicio de la enfermedad de Alzheimer, es posible que varias de estas sugerencias pudieran ayudar a demorar el inicio de otras causas de disminución cognitiva.

Por ejemplo, el ejercicio aeróbico reduce el encogimiento del cerebro y también aumenta el flujo de sangre. El estrés de la vida también puede resultar en una variedad de consecuencias negativas, como la disminución cognitiva en veteranos de la guerra o disminución de memoria "episódica" en animales de laboratorio. Una variedad de diagnósticos médicos también contribuyen a la pérdida de memoria o deterioro cognitivo. Una de las condiciones más comunes y afortunadamente tratables es la tensión alta en la mediana edad, la cual se correlaciona con una disminución en la capacidad de pensamiento más adelante. Esto se compara con la investigación que muestra que la tensión baja en una edad avanzada también podría tener resultados desfavorables.

Existen fuertes desacuerdos sobre la definición de lo que son cambios cognitivos "normales" o esperados que ocurren con la edad. Aún tenemos mucho que aprender sobre las diferencias entre la enfermedad de

Alzheimer vs. cambios cognitivos 'normales' relacionados con la edad vs. otros tipos de demencia, como la demencia vascular.

Los individuos jóvenes y mayores utilizan el hipocampo (centro de la memoria en el cerebro) así como otras redes neurales que ayudan a evocar y recordar cosas. La proteína amiloide patológica que se acumula en el cerebro de pacientes con la enfermedad de Alzheimer podría ser responsable de la disminución de la memoria, o podría ocurrir también como resultado de otro proceso que causa la disminución. Aunque este es el hallazgo patológico característico en la enfermedad de Alzheimer, se ha detectado evidencia de amiloide en individuos "normales" más jóvenes (¡hasta un tercio de los individuos normales que sobrepasan los 65 años tiene amiloide en su cerebro!) Aunque no se sabe si estos individuos desarrollarán Alzheimer, como no existen pruebas diagnósticas pre-sintomáticas en este momento, cualquier cosa que podamos hacer para reducir la proteína amiloide podría ser beneficioso antes del inicio de los síntomas de Alzheimer.

Asimismo sabemos que tener un alto nivel de "reserva cognitiva" podría mejorar los resultados cuando ocurra un trastorno cognitivo más adelante. La construcción de esta reserva, o "respaldo", comienza al nacer, se acelera en los años escolares y continúa a lo largo de la vida en la juventud y la mediana edad.

Los investigadores han estudiado el cociente intelectual como medida de la reserva cognitiva. Parece que los pacientes con un alto cociente intelectual tienen un efecto de amiloide menos significativo sobre la capacidad de pensamiento y memoria. Esto se compara con individuos que tienen un cociente intelectual más bajo que *sí* tienden a quedar afectados por el depósito de amiloide.

Ahora bien, el amiloide podría no ser la respuesta que buscamos y existe información que contradice los comentarios que preceden. Otro estudio llamado "Mayores de 90" observó a individuos mayores de 90 años (¡edad promedio 96!) En términos generales, un tercio tenía demencia, un tercio tenía disminución cognitiva sin demencia y el resto era normal (Kawas, 2010). Cuando observaron los cerebros de los participantes de este estudio, casi el 50% de los pacientes tenía amiloide en su cerebro. Sin embargo, muchos de estos individuos eran normales cognitivamente.

En este estudio, los determinantes de un envejecimiento exitoso en individuos mayores de 90 años estuvieron relacionados con varios factores, incluyendo oxigenación, rendimiento físico (fuerza de la mano, velocidad al caminar), y presión arterial. No está claro si tomar medicamentos para la presión arterial fue la causa de una mejor cognición, o si tener tensión alta incrementó el flujo de sangre al cerebro. Cuando se toma la tensión, generalmente se reporta como 120 sobre 70, ó 120/70. Donde el "primer" número representa la presión sistólica y el "segundo" número la presión diastólica. Aunque algunos estudios han demostrado que la tensión diastólica podría ser más relevante, otros estudios han encontrado lo opuesto. Pareciera que es necesario realizar aun más investigaciones, especialmente en distintas poblaciones con distintas edades, grupos étnicos y antecedentes socioeconómicos.

Ahora revisaremos las intervenciones farmacológicas y no farmacológicas que se pueden utilizar hacia la posible prevención de Alzheimer.

23. ¿Recomienda usted los medicamentos para el Alzheimer para su prevención?

No. No existe evidencia que el uso de este medicamentos en pacientes sin síntomas, o que el uso de estos medicamentos por años antes del inicio de los síntomas tenga algún beneficio para prevenir el Alzheimer. Creo firmemente que estos medicamentos no deben ser utilizados para esos fines.

Los fármacos para el Alzheimer como Aricept, el parche Exelon, y Razadyne ER se indican para EA leve a moderada. Insisto, no hay evidencia que demuestre que dichos medicamentos previenen la enfermedad de Alzheimer. Sin embargo, si bien no está aprobado por la FDA (la Administración de Alimentos y Drogas de los Estados Unidos), existe cierta evidencia que sugiere que los pacientes con un diagnóstico de Disminución Cognitiva Leve (MCI-*por sus siglas en inglés*), principalmente del tipo MCI-Amnésica ("amnésica" refiriéndose a la memoria), pueden recibir algún beneficio de estos medicamentos. La MCI se caracteriza comúnmente por cambios en la cognición que han sido identificados por un médico, pero estos cambios aún no han impactado las actividades cotidianas del paciente.

En mi experiencia clínica, los pacientes con MCI-Amnésica podrían tener con frecuencia un "pre-Alzheimer", o EA prodrómica (en riesgo de desarrollar EA). Los pacientes de esta categoría pueden obtener un beneficio de las intervenciones que he comentado en esta sección, y pueden beneficiarse incluso de estos medicamentos aprobados por la FDA que habrían sido recetados "al margen de las especificaciones" por un médico. Habiendo dicho esto, yo todavía no considero que estos medicamentos sean neuroprotectores, o preventivos en el estricto sentido de la palabra. Sin embargo, pueden ayudar con algunos de los síntomas cognitivos asociados con la MCI.

24. ¿Recomienda algún suplemento o vitamina para la prevención de la enfermedad de Alzheimer?

Sí. En mi práctica clínica recomiendo dos suplementos y varias vitaminas para quizás demorar el inicio de Alzheimer.

Suplementos

Se ha estudiado el aceite de pescado en una variedad de ensayos científicos y existe evidencia de su utilizad en el Alzheimer. Existe alguna evidencia de que la utilización de tipos específicos de aceite de pescado podría retardar el inicio de la enfermedad. El ensayo más reciente que se ha publicado se denomina MIDAS (noviembre 2010), y discutiremos este estudio más adelante en este capítulo.

Quiero aclarar algunos puntos sobre el aceite de pescado que mencioné anteriormente en la Sección 2. Hay distintos tipos de aceite de pescado en general compuestos por ácidos grasos Omega-3 y Omega-6. Aunque aún hay mucha investigación por hacer con el fin de determinar qué tipo funciona mejor, en mi práctica clínica preferiblemente recomiendo los Omega-3, principalmente el ácido docosahexaenoico (DHA) y el ácido eicosapentaenoico (EPA). Al visitar el supermercado, la tienda de nutrición o la farmacia del vecindario, generalmente habrá muchos tipos de aceite de pescado disponibles. Como se mencionó anteriormente, es importante entender que no todos los aceites de pescado son iguales. En las etiquetas de los tipos más comunes dirá "Aceite de Pescado 1.000 mg". Cabe destacar que para la posible prevención o retardo de la enfermedad de Alzheimer, los pacientes deben tomar el tipo correcto de aceite de pescado (cápsulas o líquido) y en las cantidades correctas. Se recomienda leer la etiqueta y ver la composición de cuánto DHA y EPA hay en cada ración, y cuántas cápsulas se necesitan para cada ración. A menudo los individuos deberán tomar por lo menos dos o tres raciones o más al día, con el fin de obtener una cantidad adecuada de estos dos ácidos grasos Omega-3. En general, recomiendo que los suplementos de aceite de pescado deben contener DHA y EPA (mientras más DHA tenga, mejor). Trate de obtener por lo menos 250 mg de DHA en cada cápsula para llegar a un total de por lo menos 1.000–1.500 mg diario específicamente de DHA. Se debe comenzar con el aceite de pescado únicamente bajo supervisión médica y los pacientes deben probar con una cápsula el primer día después de una comida grande con agua o jugo, luego, si la tolera, aumentarle a una cápsula dos veces al día después de más o menos una semana. Se recomienda comenzar con una dosis baja e incrementarla lentamente, hasta lograr una dosis total adecuada de DHA/EPA.

En los estudios de investigación que se han realizado, pareciera que podría ser necesario que los pacientes tomen cantidades aún más altas de DHA de lo que se pensaba anteriormente, tal como 1500–2000 mg diarios. La data más reciente (publicada en noviembre de 2010 en la revista *Alzheimer y Demencia*, de la Asociación de Alzheimer) demostró que los adultos mayores de 55 años con disminución cognitiva relacionada con la edad demostraron mejoras en su capacidad de memoria después de tomar 900 mg de suplementos de DHA con base de algas diariamente (elaborado por Martek). Aunque queda mucha investigación por hacer para duplicar estos hallazgos y aclarar qué tipos de aceite de pescado funcionan mejor, esta evidencia me ha llevado a recomendar los suplementos de aceite de pescado a los pacientes con riesgo de Alzheimer. Fundamento esta observación en varios estudios. El suplemento de DHA, según se discutió en la sección de Tratamiento que antecede, podría retardar óptimamente el deterioro cognitivo en pacientes que son gen APOE4 negativo. Se necesita más investigación para aclarar esta consideración.

Cuando se trata de la prevención, otro estudio publicado hace varios años (2006) demostró que DHA 1720 mg y EPA 600 mg diarios mostraron beneficios. Con el fin de obtener esta alta cantidad de DHA, tiendo a recomendar una marca denominada Carlson Super DHA Gems la cual contiene 500 mg de DHA por cápsula. Otra marca es Life's DHA (elaborada por Martek y derivado de algas, como se discutió anteriormente) pero se recomienda cualquier marca con un alto contenido de DHA (y algo de EPA). Las cápsulas de aceite de pescado generalmente contienen una cantidad que varía (por ejemplo, 1.000 mg) de aceite de pescado *total* en cada cápsula, pero cada una contiene una cantidad distinta real de DHA/EPA. Como alternativa, un aceite de pescado líquido que se puede considerar es Nutri Supreme Omega-3 EPA/DHA, 1-888-68-NUTRI, el cual también es Kosher, y contiene 845 mg de DHA por cucharadita.

El costo de estos suplementos dependerá de una variedad de factores. El precio depende de la marca o concentración del aceite de pescado y el lugar donde se compre. A menudo hay diferencias en precios entre las farmacias del mismo pueblo y en los sitios web en Internet. Se recomienda revisar y visitar varias farmacias, establecimientos de alimentos naturales y sitios web y consultar con los demás cuidadores, el trabajador social o el personal de la oficina del médico tratante. Es esencial prestar atención a la marca exacta, concentración de cada cápsula y tamaño de la ración. El costo promedio de Carlson Super DHA Gems varía de \$30–\$35 por 180 cápsulas, o \$20–\$25 al mes (1500 mg total DHA al día, capsulas de 500 mg), y el costo promedio de Life's DHA por Martek varía entre \$22–\$30 por 90 cápsulas, o \$25 al mes (900 mg total DHA al día, 300 mg cápsulas). Para el aceite de pescado líquido Nutri Supreme, el costo promedio de una botella de 16 oz con sabor a naranja es \$58, o \$35–\$40 al mes (1690 mg DHA al día) a través del sitio web del fabricante.

El aceite de pescado generalmente es seguro pero se debe utilizar bajo supervisión médica ya que podría interactuar con los demás medicamentos que está tomando el paciente. El aceite de pescado podría tener un efecto sobre el sangrado y se debe utilizar con cautela en pacientes que tomen medicamentos anticoagulantes (diluyentes de sangre) como Coumadin (regularmente se deben hacer exámenes de sangre controlados por un médico). En general, el aceite de pescado es relativamente seguro y también podría tener un efecto beneficioso sobre el colesterol, por lo que frecuentemente utilizo esta estrategia en mi práctica.

El otro suplemento que a menudo recomiendo es la cúrcuma, también denominado raíz de cúrcuma, el cual es el ingrediente activo del curry. No existe una dosificación estandarizada y actualmente no se sabe qué dosis o tipo es el más beneficioso. Existen ensayos científicos en curso que estudian este tratamiento, y debido a que en general es seguro y existe información que sugiere su utilidad, lo recomiendo en mi práctica clínica.

La cúrcuma generalmente se puede comprar en un establecimiento de alimentos naturales y siempre se deben cumplir las direcciones en la botella. Ya que los suplementos no están regulados por el FDA y todas las marcas son diferentes en términos de dosificación y concentración, no está claro, cuál será la mejor. En términos de seguridad, es esencial discutir este medicamento con el médico tratante porque puede interactuar con los medicamentos recetados. El costo de la cúrcuma varía ampliamente dependiendo del vendedor, dosificación y concentración, en un promedio de $10–$15 al mes.

Vitaminas

Aunque no existe evidencia científica directa o clara (por ejemplo, un ensayo clínico aleatorio, doble-ciego controlado con placebo) que la utilización de vitaminas prevendrá o retardará el inicio de la enfermedad de Alzheimer, estas intervenciones tienen una relación favorable riesgo-beneficio. Además, algunas de estas vitaminas tienen evidencia científica que sugiere que puede haber algún beneficio. Recomiendo tomar multi-vitaminas por lo menos varias veces a la semana, también pido a mis pacientes que consideren tomar Ácido Fólico (1 mg total al día), Vitamina B12, y Vitamina D (1.000–2.000 I.U. al día). Como ocurre con todas las consideraciones, cualquier suplemento o vitamina se debe tomar con la aprobación y bajo la supervisión del médico tratante (por ejemplo, los análisis de sangre quizás deban ser monitoreados), y se necesitan más estudios científicos en esta área.

Un estudio reciente realizado por Jager y sus colegas (*International Journal of Geriatric Psychiatry*, 2011) analizó el efecto de las vitaminas B sobre la función cognitiva y el deterioro clínico. Sabemos que las vitaminas B reducen un biomarcador en la sangre denominado homocisteina, que también se ha descubierto que tiene el potencial de ser un factor de riesgo para la EA. En este estudio doble ciego, los pacientes de MCI (mayores de 70 años) con niveles elevados de la homocisteina que recibieron 0.8 mg de ácido fólico, 0.5 mg de vitamina B12 y 20 mg de vitamina B6 cada día habían mejorado los resultados de las pruebas cognitivas en varias pruebas que se realizan comúnmente. Estas pruebas incluyen el Mini Examen de Estado Mental (puntuación en una escala de 0 a 30 puntos) y una prueba de "fluidez de categorías" (por ejemplo, cuántos animales diferentes puede mencionar el paciente en un minuto). En este pequeño estudio, las vitaminas

B parecen haber retardado el deterioro clínico y cognitivo en personas con MCI, y particularmente en aquellos individuos con la homocisteina elevada. Se requiere de más estudios para determinar si estas vitaminas pueden retardar o prevenir el progreso de la MCI a la EA.

25. ¿Puede el ejercicio físico ayudar a prevenir la enfermedad de Alzheimer?

¡Sí! No se puede enfatizar suficiente la importancia del ejercicio tanto físico como mental. Una variedad de estudios han sugerido los beneficios del ejercicio físico en el retardo del inicio del Alzheimer. Como se ha discutido anteriormente, los niveles de amiloide (la proteína patológica en el cerebro de los pacientes de Alzheimer) se presenta muchos años antes del inicio de los síntomas. Existen investigaciones en animales de laboratorio (ratones) que demuestran la relación entre el ejercicio y la disminución de los niveles de amiloide en el cerebro. En un estudio, los ratones con la enfermedad de Alzheimer fueron colocados en dos ambientes separados. Mitad de los ratones fueron muy activos e hicieron ejercicios físicos regularmente. Los demás ratones no tenían mucha actividad física. Cuando se observó los cerebros de los ratones que hicieron ejercicio, el nivel de la proteína "mala" de Alzheimer (amiloide) ¡se redujo a la mitad! Los estudios en humanos también han demostrado los beneficios cognitivos del ejercicio. Repito, ya que sabemos que la acumulación de amiloide comienza muchos años antes del inicio de los síntomas, es esencial incorporar de inmediato un régimen de ejercicio activo en nuestro estilo de vida tan pronto como sea posible.

Considerando esto, y sobre la base de mi experiencia clínica, recomiendo ampliamente el incremento de la actividad física según sea tolerada y aprobada por el médico de cabecera del paciente. A menudo recomiendo un entrenador personal si la motivación es un problema, ya que el ejercicio físico mejora la función cerebral así como beneficia al resto del cuerpo. Sugiero el ejercicio por lo menos 3–4 veces por semana, durante 45–60 minutos si se tolera. Sin embargo, es importante progresar lentamente para llegar a este régimen. Por ejemplo, si el paciente no hace ningún tipo de ejercicio, aun comenzar con una caminata de cinco minutos una o dos veces al día es mejor que nada. Diez minutos es mejor que cinco, veinte es mejor que diez, y así sucesivamente. Algunos estudios sugieren que el ejercicio aeróbico es importante y otros sugieren que la adición de masa muscular a través de entrenamiento con pesas también ayuda. No tenemos suficiente evidencia científica para poder decir cuál es mejor o en qué combinación, por lo que generalmente recomiendo una mezcla de ambos, incrementando, según se tolere, los periodos de tiempo antes mencionados. Cuando los pacientes tienen problemas de movilización debido a la artritis u otros problemas, se puede considerar la opción de terapia en piscina. Asimismo se ha estudiado Tai Chi como una opción. También vale la pena considerar un programa de ejercicios en casa (por ejemplo, DVD de ejercicio, Nintendo Wii Fit Plus y una variedad de juegos en Microsoft Kinect).

26. ¿Pueden el ejercicio mental y las actividades cognitivas ayudar a prevenir la enfermedad de Alzheimer?

Incrementar la actividad mental también puede resultar útil. Algunas sugerencias que recomiendo incluyen juegos de video tales como Brain Age, Big Brain Academy etc., (Nintendo DS o Nintendo Wii), rompecabezas, juegos de palabras, lectura de libros, crucigramas, y demás juegos que requieren pensar. Algunos estudios sugieren que mientras más se rete el cerebro, más se podrá mantener en el futuro (hipótesis de reserva cognitiva).

Hay varios recursos que podrían ayudar, incluyendo libros de acertijos.

Un buen sitio web para actividades del cerebro, el cual hace un seguimiento del progreso del paciente, es www.lumosity.com. Podría ser especialmente importante tomar clases y aprender un idioma nuevo o una nueva destreza. Nuevos pasatiempos y actividades sociales en grupo también valen la pena.

Se están estudiando actualmente las técnicas de "autobiografía orientada". El Dr. James Birren inicialmente estudió esta área como un método para ayudar a los individuos a documentar la historia de su vida por escrito. Hay una variedad de clases presenciales y en línea para aprender más sobre este tema. En el futuro esperamos descubrir si esta técnica podría ser un medio efectivo para demorar el deterioro de la memoria/cognitivo.

En términos del ejercicio cognitivo, creo que la clave es enfocar las actividades cognitivas que involucran un razonamiento de alto orden. ¿Qué tipo de entrenamiento mental funciona mejor? En general no recomiendo actividades como el Sudoku, aunque no desanimo a los pacientes que lo disfrutan. Preferiría que los pacientes se enfoque en tareas cognitivas más complicados como determinar la "esencia" de una presentación, de un capítulo de un libro, o charla en la comunidad. El Dr. Chapman y sus colegas (2002) encontraron que la capacidad flexible de un individuo para sintetizar significados abstractos de los detalles podría ayudarlos a procesar la información y recordar esos detalles.

La capacitación en razonamiento de lo esencial es donde los investigadores capacitan a las personas para que logren un razonamiento abstracto. A diferencia de hacer una actividad como Sudoku (donde los enigmas repetidos sólo ayudarían a mejorar la capacidad en Sudoku), las actividades de razonamiento esencial no sólo mejorarán la actividad, sino que habrá un efecto de "desbordamiento". Esto significa que otros dominios cognitivos podrían mejorar aparte del razonamiento esencial (Anand, Chapman, y colegas, 2010).

27. ¿Puede la musicoterapia y escuchar música ayudar a prevenir la enfermedad de Alzheimer?

Se ha demostrado que escuchar música (especialmente clásica) y programas de musicoterapia mejora la memoria en los pacientes con Alzheimer. En este momento no está claro si la musicoterapia y programas de actividad tienen algún efecto en la prevención de Alzheimer o en atenuar el deterioro cognitivo. Sin embargo utilizar la música de esta manera es un medio seguro y ameno para estimular la mente y ejercitar la memoria; como tal lo recomiendo. Existe un sitio web que recomiendo a mis pacientes que se denomina www.TherapyForMemory.com. Este sitio web ofrece actividades que podrían ser beneficiosas. Un estudio reciente, en la publicación *Science*, demostró que escuchar sonidos específicos mientras está dormido permite que los oyentes recordaran los sonidos después de despertar. Este hallazgo es muy interesante y justifica estudios adicionales. Asistir a una obra musical, al teatro o a la sinfónica regularmente también podría ayudar. Aprender a tocar o practicar un instrumento que ha tocado en el pasado también vale la pena. Asimismo recomiendo escuchar música de fondo (la mayor parte de la evidencia apunta a la música clásica, pero también funcionaría cualquier música agradable), porque esto podría estimular la mente de manera pasiva y ayudaría a mejorar el aprendizaje y la memoria.

28. ¿Qué tipos de cambios en la dieta y la nutrición pueden retrasar el inicio de la enfermedad de Alzheimer?

Ha aumentado de manera significativa el entendimiento de cómo la dieta y la nutrición se relacionan con el desarrollo de la enfermedad de Alzheimer. Existen varias modificaciones que pueden retardar el inicio y/o progreso de la EA. Es extremadamente importante seguir una dieta balanceada que incorpore los puntos mencionados más adelante. Antes de hacer cambios en la dieta, por supuesto que estos deben ser discutidos con el médico de cabecera del paciente, o un nutricionista. Se debe animar a los pacientes a utilizar la combinación de una dieta balanceada y buena salud física, ya que pueden trabajar en conjunto para optimizar su estado de salud muchos años antes de que se inicie la enfermedad de Alzheimer. Además, es importante mencionar algunos de los aspectos "prácticos" de la modificación de la dieta en un esfuerzo para retardar el inicio de la EA. Yo por mi cuenta, he tratado de realizar un verdadero esfuerzo durante los últimos años de seguir muchas de las sugerencias que yo recomiendo. Hay días y semanas en los que soy bien disciplinado, y otros en los que me adhiero menos. Es importante que no permita que la frustración se apodere de usted y que se dé cuenta que incluso unos cambios sutiles en la dieta por unos cuantos días a la semana, o unas cuantas semanas al mes, pueden producir beneficios a largo plazo cuando se hacen por muchos años seguidos.

Al final del libro en la Sección de Recursos, le ofrecemos varios ejemplos de alimentos que puede considerar y que podrían ser mejores para una salud óptima del cerebro. También hay una sección de terminología de alimentos para ayudarle a comprender las opciones nutricionales que se representan en el transcurso del día. Estas dos secciones se incluyeron en esta edición pasada basado en las respuestas que nos brindaron lectores como usted. De hecho, recibimos una respuesta tan positiva sobre las secciones de dieta y nutrición de este libro, que ya estamos trabajando en un libro nuevo que se enfoca solamente en la dieta y la nutrición para la EA. Para más información puede visitar www.TheADdiet.com, o para llenar la encuesta del lector sobre este libro, por favor visite la página web www.surveymonkey.com/s/TheADplanEspanol. ¡Le agradecemos mucho sus comentarios y su tiempo!

Aún queda mucha investigación por hacer sobre las

intervenciones dietéticas para la prevención de la EA. Lamentablemente, esta investigación es muy difícil de realizar y es rigurosa debido al largo tiempo de los estudios y la cantidad de variables que se presentan. En junio de 2011, Craft y sus colegas publicaron un artículo fascinante (*Archives of Neurology*) que sustenta que el "consumo de una dieta alta en grasas saturadas y carbohidratos simples puede contribuir a los procesos patológicos del cerebro que incrementan el riesgo de la enfermedad de Alzheimer, mientras que una dieta baja en grasas saturadas y carbohidratos simples puede ofrecer protección contra la demencia y mejorar la salud del cerebro". Espero que en los próximos años aprendamos mucho más en este campo, pero mientras tanto, se necesita más investigación científica sobre la dieta y la nutrición en la enfermedad de Alzheimer.

Revisemos los aspectos importantes de la nutrición y lo que no se puede obviar cuando se trata de retardar el inicio del Alzheimer. Antes de revisar qué tipos específicos de comidas y bebidas son los mejores, es importante obtener primero un conocimiento básico de los fundamentos de nutrición para el Alzheimer, ya que esto ayudará a los pacientes y cuidadores a hacer las selecciones correctas de alimentos. Gran parte del texto que se presenta a continuación se repite de la Sección

2, ya que se aplican los mismos conceptos básicos. Sin embargo, en esta sección, ofrezco algunos ejemplos de la "vida real" sobre mis decisiones personales en relación con la selección de los alimentos que podrían reducir mi riesgo de desarrollar la EA.

Como mencioné antes, el año pasado conversé con un científico nutricionista que también tiene una fuerte historia familiar de enfermedad de Alzheimer. Le hice la siguiente pregunta: ¿Qué es lo primero que usted sugeriría para potencialmente retardar el inicio del Alzheimer? Su respuesta fue sencilla—una dieta baja en carbohidratos, evitando azúcares refinados. Ahora discutamos qué quiso decir con azúcares refinados y luego revisaremos las razones por las cuales podrían ser importantes estas modificaciones de la dieta.

Hay tres distintos tipos de "macro" nutrientes, que la mayoría de las personas conocen, e incluyen proteínas, grasas y carbohidratos. Algunos ejemplos de fuentes de proteínas que recomiendo a mis pacientes con Alzheimer incluyen pescado con alto contenido de DHA (por ejemplo, salmón salvaje, caballa, trucha, arenque, sardinas, atún blanco), aves (pollo y pavo sin piel) y carnes magras (carne de res) libres de hormonas cuando sea posible, claras de huevo, y productos lácteos bajos en grasa. En moderación, son recomendables las grasas monosaturadas (por ejemplo, aceite de oliva extra virgen, maní, aguacate) y grasas poliinsaturada (por ejemplo, nueces y semillas). Es muy importante evitar las grasas trans y las saturadas. Igualmente recomiendo minimizar los "azúcares refinados". Por ejemplo, los azúcares refinados incluyen el tipo de azúcar que se usa para el café (azúcar de caña), así como las versiones más concentradas tales como jarabe de maíz de alta fructosa y jarabe de maíz en general.

Hay dos tipos de azúcar distintos: "azúcares añadidos" y "azúcares naturales". El azúcar añadido es un azúcar o jarabe que se añade a los alimentos durante su proceso o elaboración. Estas no incluyen azúcares naturales tales como fructosa (en frutas) o lactosa (en productos lácteos). Todos los azúcares/carbohidratos, independientemente de si se añaden u ocurren naturalmente, se pueden caracterizar en términos de su índice glucémico.

Es importante entender el término "índice glucémico". Así como los distintos tipos de aceite de pescado anteriormente descritos, todos los carbohidratos no son iguales. El índice glucémico se refiere a una clasificación propuesta para cuantificar la respuesta relativa de glucosa en la sangre a los alimentos que contienen carbohidratos (citado del sitio web: www.health.gov). En otras palabras, el índice glucémico describe cuánta insulina liberó el cuerpo en respuesta a cualquier carbohidrato que consumió (por ejemplo, caña de azúcar vs. pasta).

Existen varias teorías que platean hipótesis sobre porqué podría ser útil la disminución de carbohidratos de alto índice glucémico. Una teoría se relaciona con la producción de cuerpos cetónicos, que pueden ser utilizados como una fuente alterna de combustible para el cerebro y podría ayudar a reducir el daño oxidativo dentro de las células del cerebro (en mitocondria); esto se detalla en el Capítulo 8.

Otra teoría está fundamentada en el papel de la insulina, especialmente en lo que se relaciona con el consumo de carbohidratos de alto índice glucémico. Se ha estudiado detalladamente el efecto de la insulina sobre el envejecimiento del cerebro. La regulación de la insulina afecta la longevidad y juega un papel en el envejecimiento normal y patológico del cerebro. (Barbieri, 2003). Los receptores de insulina están densamente contenidos en el hipocampo (el centro de memoria del cerebro) y la insulina misma tiene una influencia directa sobre el cerebro ya que entra al mismo atravesando la barrera de sangre del cerebro (Apelt, 2001). La insulina modula además los neurotransmisores en el cerebro y está involucrada con la memoria.

Existe una condición llamada "la resistencia a la insulina" en la cual la insulina no puede realizar sus actividades usuales. La resistencia a la insulina está relacionada con una variedad de condiciones médicas, incluyendo la obesidad, diabetes, tensión alta, y colesterol alto (entre otras).

Además, la insulina y la beta amiloide están relacionadas. Los estudios han demostrado que la insulina eleva la beta amiloide (la proteína patológica que se encuentra en el cerebro de pacientes con la enfermedad de Alzheimer) en adultos de edad avanzada (mayores de 70 años) y también incrementa la inflamación en el cerebro (Watson, 2003).

Ahora que hemos discutido la importancia de la insulina, es más fácil entender por qué la disminución de carbohidratos simples es una idea sensata. Los carbohidratos simples están compuestos por una molécula de azúcar o dos moléculas de azúcar unidas, tales como glucosa, fructosa, lactosa y sucrosa. Los carbohidratos simples incluyen azúcar blanco y moreno, azúcar de frutas, jarabe de maíz, melaza, miel y caramelo. Es muy difícil, si no imposible, evitar este tipo de azúcar completamente. Sin embargo, con dedicación y educación muchos pacientes han hecho cambios constructivos en sus dietas.

En general, es muy importante reducir los "azúcares agregados" y seleccionar carbohidratos complejos (a diferencia de carbohidratos simples) como parte de una dieta balanceada. Los carbohidratos complejos se definen como largas cadenas de unidades de azúcar organizadas en forma de almidones y fibra. Estos incluyen vegetales, frutas, granos (arroz integral, trigo sarraceno, quínoa, avena, trigo, cebada, maíz), y leguminosas (garbanzos, frijoles de carita, lentejas, así como frijoles tales como habas, alubias, pinto, soya, y caraotas negras). Las comidas ricas en fécula tales como pasta y arroz blanco se convierten rápidamente en azúcar y por lo tanto se deben reducir.

Cuando educo a mis pacientes, les transmito el consejo de una gran intelectual que me enseñó algunas cosas antes de ir a la facultad de medicina—mi madre. "Todo con moderación" es lo que ella me enfatizaba. Al hacer cambios en la dieta, las viejas costumbres son muy difíciles de romper. En mi práctica clínica, insisto más en estas modificaciones de la dieta cuando el paciente se encuentra en las etapas iniciales de la enfermedad, aunque existe la probabilidad que las modificaciones dietéticas en todas las etapas constituyan una parte importante de la intervención de tratamiento.

En un estudio reciente el Dr. Craft y sus colegas compararon dos tipos distintos de intervenciones dietéticas con resultados cognitivos: Una dieta al estilo occidental (la cual consiste en alto nivel de grasas saturadas y alto contenido de azúcar) en comparación con una dieta estilo mediterráneo (la cual consiste en bajos niveles de grasa saturada y carbohidratos con bajo índice glucémico). Vea el Capítulo 10 para más información sobre este estudio. Otro estudio reciente publicado por Krikorian y sus colegas compara una dieta alta en carbohidratos con una dieta muy baja en carbohidratos en pacientes con disminución cognitiva leve (*Neurobiology of Aging* 2010). Se trata de un estudio aleatorizado de 23 pacientes durante 6 semanas. Este estudio demostró beneficios significativos en el grupo bajo en carbohidratos en cuanto a la memoria verbal, además de la pérdida de peso, reducción en la circunferencia de la cintura, disminución en el nivel de azúcar en la sangre en ayunas, y disminución en la insulina en ayunas. Si bien se necesitan estudios más detallados para determinar el potencial para prevenir y para investigar las razones biológicas por las cuales estos cambios nutricionales podrían funcionar, esta evidencia emocionante respalda las sugerencias dietéticas que les doy a mis pacientes en riesgo.

Cuando los individuos hacen una dieta muy baja en carbohidratos, se producirá un estado de metabolismo cerebro/cuerpo denominado "quetosis." Sin embargo, seguir una dieta muy baja en carbohidratos es muy difícil, y la mayoría no puede cumplirla. A manera de concesión, ocasionalmente recomiendo la técnica especial del "tempranero" a la hora de modificar la dieta. Si bien soy de Nueva York, he estado viviendo en Miami por varios años, y toda mi familia inmediata se mudó al Sur de la Florida en 1997. Luego de mudarnos, descubrí que un especial de "tempraneros" es una técnica en varios restaurantes de los Estados Unidos que ofrece precios de oferta especiales si uno cena antes de las 6 p.m.. No sólo puede usted ahorrarse dinero, sino que esta estrategia también podría tener un efecto de refuerzo del cerebro. En algunos pacientes, y solamente cuando su médico de atención primaria lo aprueba, esperar por lo menos 12 horas entre la cena y el desayuno puede provocar un estado muy leve de "quetosis." Esta técnica, combinada con un mínimo de carbohidratos (si es que come alguno) en la mañana, requiere ser investigada más a fondo, pero podría tener sentido desde una perspectiva de metabolismo cerebro/cuerpo. Existe cierta evidencia científica que un estado de quetosis podría tener efectos "anti-envejecimiento" en el cerebro. Como tal, tan sólo intentar este enfoque por varios días a la semana podría ser una opción razonable para reducir el riesgo. Por supuesto, esto significaría que ya no habría meriendas o snacks por la noche entre la cena y el desayuno.

Personalmente, y debido a una serie de razones, varias veces a la semana no desayuno. En una noche típica, termino de cenar a las 7 p.m., y mi próxima comida no será hasta el mediodía del día siguiente. Si bien este estado leve de quetosis podría protegerme, no estoy seguro del beneficio exacto. Indistintamente, es una estrategia que se adapta a mi estilo de vida, hábitos de trabajo, y horario, y ha sido aprobada por mi propio médico de cabecera. La información científica acerca de "omitir el desayuno" es mixta, pero lo que sí está claro es que podría depender de la persona. Si bien es controversial, esta estrategia funciona para mí, hace que consuma menos calorías en general durante el día, y también se adapta a mis preferencias personales de hacer ejercicio en la mañana (ya que el ejercicio podría ofrecer un mejor beneficio después de una noche de ayunas, en el sentido que una persona quemará la mayoría de las calorías de grasa en lugar de carbohidratos).

Intento minimizar los carbohidratos cuando es posible, especialmente el azúcar añadido. Cada vez que tomo jugo, lo diluyo, agregándole más de la mitad del vaso con agua y hielo. Mi única debilidad es comer demasiado chocolate oscuro; sin embargo, he logrado reducirlo significativamente durante los últimos años. Siempre trato de escoger carnes magras cuando es posible, y la mayor parte del tiempo, evito los alimentos fritos o grasosos. Bebo solamente leche descremada, y escojo las opciones de productos lácteos libres de grasa o bajos en grasa cuando puedo. Bebo café con moderación, como vegetales de hojas verdes y frutas tan frecuente como puedo, y pescado por lo menos dos veces a la semana.

Ahora bien, ¡reducir los carbohidratos en la dieta es más fácil decirlo que hacerlo! Como ejemplo, recientemente en camino al aeropuerto había un poco de tráfico y por lo tanto no tuve tiempo para comer algo de cena antes de abordar el avión. Eran las 9 p.m., tenía hambre y mis opciones de comida eran limitadas. Luego del despegue, le pregunté a la aeromoza cuáles eran las opciones de meriendas o snacks que tenía, y me respondió: "tenemos una galleta dulce gigante, papas fritas, o galletas saladas y queso". Como estaba con mucha hambre, y justificando mi gasto con los fines de "investigación de mercado" para este capítulo, decidí comprar las tres opciones.

Antes de decidir cuál de estas sería mi cena esa noche, leí las etiquetas de nutrición, como me he acostumbrado a hacer durante los últimos años. Comencemos con la galleta dulce: 150 calorías; grasa total 6 gramos (3 g saturadas, 0 g grasas trans); colesterol 5 mg; sodio 115 mg; carbohidratos 23 g (fibra dietética 0 g, azúcares 13 g); proteína 2 g. A primera vista, la galleta no era tan "mala" para mí como había esperado. Entonces, volví a leer la etiqueta y noté que el tamaño de la ración de cada galleta era tres, lo que significa que tenía que triplicar las cantidades de arriba si me hubiese comido toda la galleta. En ese momento decidí regalarle la galleta al pasajero que estaba sentado junto a mí (quien se la comió rápidamente, y luego se quedó dormido babeándose, a los pocos minutos de habérsela comido completamente).

Viendo que mis opciones se reducían por minuto, revisé la siguiente opción del menú: el queso y las galletas saladas. Esta bandeja envuelta en plástico contenía cuatro galletas de mantequilla (.5 oz, pero no tenía los datos nutricionales en la etiqueta), un trozo de queso cheddar pasteurizado procesado (.75 oz, y tampoco tenía los datos nutricionales en la etiqueta), una caja de pasas (1 oz, 90 calorías, 0 g grasa, 5 mg sodio; total carbohidratos 22 g [fibra dietética 2 g, azúcares 20 g]; proteína 1 g); y una bolsa de nueces mixtas (170 calorías, 15 g grasa (2 g saturadas, 0 g grasas trans); colesterol 0 g; sodio 110 mg; total carbohidratos 6 g [fibra dietética 2 g, azúcares 1 g]; proteína 5 g).

Ahora bien, habiendo revisado esta mezcla heterogénea de opciones empacadas, tenemos varias consideraciones claves que hacen que comer saludablemente sea todo un reto. Lo más importante, varios elementos de este paquete vienen sin ninguna evidencia documentada del valor dietético de sus componentes. Con un poco de educación y experiencia, uno podría ciertamente "calcular aproximadamente" los contenidos, pero saberlo a ciencia cierta siempre será un reto.

La tercera y última opción son las papas fritas. Esta vez noté la "letra pequeña" que me miraba desde la etiqueta de los datos nutricionales. En este empaque de 6 oz, tenemos 6 raciones (1 oz cada una) y cada ración consiste de 150 calorías; total grasas 9 gramos (1.5 g saturadas, 0 g grasas trans, 3.5 g poliinsaturadas, 2.5 g monoinsaturadas); colesterol 0 mg; sodio 140 mg; carbohidratos 16 g (fibra dietética 1g, azúcares 1 g); proteína 1g.

¡Caray! Cuando empecé a hacer mis cálculos matemáticos, me di cuenta que las opciones que se me presentaban eran menos que óptimas. Teniendo una historia familiar de EA, siendo un médico tratante, y siendo un defensor de la modificación de la dieta para reducir tanto el riesgo de la EA cómo mejorar el manejo de la EA, trato de seleccionar los alimentos más saludables cuando puedo. Cuando era joven, hubiera comenzado con la galleta, luego me hubiera comido medio paquete de papas fritas (~3 oz o algo por el estilo), y quizás hubiera terminado con mi "postre" de un trozo de queso y unas cuantas galletas de mantequilla. Esta noche, en cambio, comencé por la bolsa de nueces y la caja de pasas, antes de darme cuenta que había guardado una "barra de proteína" en el bolso de mi laptop justo para casos como éste. En cuanto a mi selección de bebida, primero bebí un vaso completo de agua, y luego medio vaso de jugo de arándano con hielo, mezclado con agua (como mencioné anteriormente, es una manera fácil de reducir los carbohidratos a la mitad).

En relación con cambios en la dieta, es fundamental evitar el sobrepeso. Se debe animar a los pacientes que desean disminuir su riesgo de desarrollar la enfermedad de Alzheimer a que pierdan peso a través de un programa de intervención estructurada incorporando dieta y ejercicio. Este programa debe ser supervisado por el médico tratante.

¿Cómo se relaciona la obesidad con la cognición? El incremento en el índice de masa corporal (IMC) y el incremento en la relación cintura-cadera están vinculados al volumen del hipocampo más adelante en la vida. Asimismo, tener una alta adiposidad central (también conocida como un estómago grande o "panza grande") aumenta el riesgo de impedimento cognitivo (Whitmer and Yaffe, *Neurology* 2008).

El síndrome metabólico también ha sido vinculado a un mayor envejecimiento cognitivo, y se define como una constelación de factores de riesgo vascular que incluyen un aumento de la circunferencia de la cintura, bajo colesterol HDL, triglicéridos altos, tensión alta, y glucosa en la sangre elevada estando en ayunas.

En resumen, la obesidad y el síndrome metabólico están relacionados con el envejecimiento cognitivo acelerado, especialmente en aquellos individuos con otras condiciones médicas que causan inflamación en el cuerpo.

Considerando la información presentada anteriormente, algunos creen que adoptar la dieta al estilo mediterráneo podría ayudar a retardar el inicio de la EA. Las frutas y vegetales, proteína magra (pescado, pollo, pavo), alimentos bajos en grasa (especialmente baja en grasas saturadas), nueces y semillas forman parte de este tipo de dieta. Algunos defienden la disminución en el consumo de carnes rojas (no más de 1–2 veces a la semana) y disminuir la cantidad de alimentos procesados en la dieta.

En cuanto a selecciones dietéticas, aquí presento dos buenas reglas generales

1. Mientras menos ingredientes aparezcan en la etiqueta de nutrición ¡mejor! (Recomendación por cortesía de Cheryl Fawn)

2. Al consumir productos lácteos, cuando sea posible considere las opciones bajas en grasa.

Hemos discutido la importancia de la "Grasa buena" o grasa insaturada frente a la "Grasa mala," o grasa saturada y trans. Es importante conocer la diferencia y acostumbrarse a leer las etiquetas de nutrición.

De hecho, es importante leer la información y la lista de ingredientes en los "Datos de Nutrición" de los alimentos cuando esté disponible. Leer las etiquetas le ayudará a entender que se está metiendo al cuerpo, que a su vez tiene un efecto en la salud del cerebro.

Cuando se tomen suplementos, cápsulas, líquidos, etc., que contengan ácidos grasos Omega-3, lo más importante es que la cantidad de DHA sea mayor que la de EPA. Asimismo se recomienda consumir pescado con un alto contenido de DHA y EPA. Hay varios tipos específicos de pescado incluyendo caballa, trucha, arenque, sardinas, atún blanco y salmón que tienen un alto contenido estos dos tipos de ácidos grasos Omega-3. El tofu y otras formas de frijol de soya podrían ayudar, así como la canola, las nueces, y sus aceites. Recomiendo a los pacientes que consuman pescado con moderación, más o menos dos veces por semana para asegurar un buen suministro de DHA y EPA y al mismo tiempo mitigar el potencial de aumento de mercurio en la dieta. Los tipos de pescados que seleccionen también son importantes (por ejemplo, si el pescado fue criado en granja en lugar de salvaje, el nivel de Omega-3 podría ser significativamente menor).

Los antioxidantes en la dieta también son muy importantes. Existen estudios continuos para determinar si una dieta rica en antioxidantes es buena para la cognición. Tomando en consideración la relación riesgo-beneficio, recomiendo la incorporación en la dieta de alimentos ricos en antioxidantes. Un estudio está considerando la combinación de ácidos grasos Omega-3 más polvo de arándano. Los investigadores captarán los datos sobre parámetros metabólicos, inflamación, y absorción de ácidos grasos Omega-3, así como los efectos sobre la cognición.

Existen varios alimentos ricos en antioxidantes aparte de los arándanos azules que recomiendo, e incluyen varios tipos de bayas (por ejemplo, frambuesa, arándano rojo, acai, cerezas, fresas/frutillas, moras, y baya del saúco). Otras frutas como el tomate (guíselo porque así podría incrementar la disponibilidad de antioxidantes en el cuerpo), granadas, uvas rojas (y jugo de uva), naranjas, toronjas/pomelos, y manzanas también tienen un alto contenido de antioxidantes. Sugiero por lo menos de 1–2 raciones al día.

Existe una variedad de vegetales con alto contenido de sustancias que pueden proteger el cerebro. Estos incluyen zanahorias, brócoli, remolachas, espinaca, col rizada, repollo, repollitos de Bruselas, alcachofa, col y otras verduras de hojas verde oscuro. Otros alimentos con alto contenido de antioxidantes son las nueces, nuez pacana, chocolate oscuro, té (verde y negro) y café (discutiremos esto en mayor detalle más adelante).

Otro estudio reciente en animales analizó la combinación de una dieta alta en antioxidantes conjuntamente con estímulos conductuales. Los investigadores han estudiado estas intervenciones en perros (Beagles) ya que los animales viejos desarrollan un síndrome similar a la enfermedad de Alzheimer en humanos. Los perros que desarrollan un déficit cognitivo en la mediana edad pueden ser diagnosticados con algo generalmente conocido como "Alzheimer canino" o el término oficial, Síndrome de Disfunción Cognitiva Canina. Estos perros ofrecen a los científicos un modelo que es similar al Alzheimer (pero no es exactamente igual). Puede leer en más detalle acerca de este estudio en la Introducción de la Sección 3, ó en el Capítulo 10. El punto de esta investigación es que la intervención combinada de una dieta rica en antioxidantes además de ejercicio mejoró la función mitocondrial y mejoró los mecanismos protectores del cerebro del perro. Aunque es necesario duplicar estos estudios en humanos, parece que el ejercicio y el estímulo conductual combinados con la dieta mejoran la salud del cerebro.

En mi práctica clínica recomiendo que mis pacientes que desean disminuir su riesgo de EA hagan estos cambios. Sugiero además integrar los factores de socialización en su ejercicio. Estos aspectos "sociales" pueden llegar a ser importantes para la maximización de la salud del cerebro. Nuevamente, es necesario probar estos hallazgos en humanos y ello tomará varios años, pero ¿por qué esperar? Tomando en cuenta la relación riesgo-beneficio, esta es una estrategia que debería ser considerada.

Aunque algunos clínicos recomiendan tomar las vitaminas en forma de comprimidos, una dieta balanceada debería proveer la mayoría de los requisitos diarios de vitaminas. Asegurar el consumo adecuado de vitaminas tales como ácido fólico y B12 es importante así como lo es la Vitamina D (para más detalles vea las páginas anteriores). Varios estudios han demostrado que una proporción importante de personas tienen deficiencia de Vitamina D, y que tomar suplementos podría resultar beneficioso para la protección del cerebro. Por lo tanto, recientemente he comenzado a considerar agregar 1.000–2.000 I.U. (o más) de Vitamina D en forma de comprimido, conjuntamente con por lo menos 10–15 minutos de luz solar al día. La dosis exacta de Vitamina D no está clara en este momento. Dada esta incertidumbre (por ejemplo, la dosis, si se debe o no extraer un nivel de sangre), la decisión de tomar vitaminas y en qué cantidades siempre se debe discutir con y debe ser aprobada por el médico de cabecera del paciente.

En los medios se ha discutido mucho si se debería considerar la cafeína y el café en el plan de tratamiento del Alzheimer. Aunque no existen estudios científicos que traten este tema, otra vez utilizo la regla de mi mamá "Todo con moderación". Una o dos tazas pequeñas de café temprano en el día probablemente está bien, siempre que esto lo haya aprobado el médico tratante. La cafeína podría afectar el corazón (incremento del ritmo cardiaco) y podría aumentar la ansiedad. Sin embargo, varios estudios (la mayoría en Europa) han demostrado el potencial de un efecto "protector" de la cafeína/café en el cerebro. Es necesario hacer más investigaciones en esta área; sin embargo, el estudio más reciente realizado con ratones arrojó algunos resultados muy interesantes. Cao y sus colegas encontraron que los ratones con Alzheimer que bebieron el equivalente humano a varias tazas de café al día obtuvieron beneficios cognitivos (*Journal of Alzheimer's Disease*, 2011). Si bien no hay estudios científicos con humanos que traten este asunto con claridad, una vez más aplico la regla de mi madre de tomar "todo con moderación." Unas cuantas tazas, o quizás varias, temprano en la mañana probablemente estén bien, siempre y cuando el médico tratante lo apruebe.

El efecto del consumo de alcohol en la prevención de la EA no está claro hoy en día. Una ración (en las mujeres) o de una a dos raciones (en hombres) al día podría ser razonable. Un artículo reciente publicado por Neafsey y Collins concluyó que esta cantidad puede reducir el riesgo de demencia y deterioro cognitivo (*Neuropsychiatric Disease and Treatment*, 2011) aunque se necesitan más estudios futuros. Yo recomiendo que mis pacientes no tomen más de dos raciones al día, ya que esto podría tener consecuencias de salud significativas.

Para resumir, en mi práctica clínica recomiendo enfocar estas categorías generales de dieta y nutrición a mi población de pacientes. Al hacer estos cambios en la dieta, podría ser útil mantener un diario de su dieta (www.TheADplan.com/espanol) y un registro de comidas con el fin de hacer un seguimiento de lo que consume. Asimismo, es recomendable hacer exámenes de laboratorio (análisis de sangre) antes de hacer cambios en la dieta y luego después de varias semanas o meses. Nuevamente, cualesquiera y todos los cambios se deben hacer bajo la orientación y la estricta supervisión de un médico y nutricionista.

LAS DIEZ PRINCIPALES RECOMENDACIONES DE DIETA Y NUTRICIÓN

1. Incluir la siguiente recomendación de composición de macronutrientes (modificado del estudio Craft):

   • Grasas: 25% (<7% saturada)

   • Carbohidratos: 30–45% (bajo índice glucémico)

   • Proteína: 25–35%

2. Minimizar los carbohidratos con alto índice glucémico, especialmente los azúcares refinados añadidos, jarabe de maíz con alta fructosa y jarabe de maíz en general.

   No está claro cuál debería ser el número exacto de carbohidratos al día, pero algunos recomiendan 130 gramos/día (dieta baja en carbohidratos). Otros recomiendan menos de la mitad de esa cantidad para una dieta muy baja en carbohidratos (cetogénica). Disminuya los carbohidratos en la dieta lentamente durante semanas y con la supervisión y aprobación de un médico (véase el plan modelo más adelante). Los pacientes con condiciones de salud (por ejemplo, diabetes) deberán evitar dietas cetogénicas debido a que pueden ocurrir consecuencias graves de salud.

3. Pruebe una dieta estilo mediterráneo, incluyendo frutas y vegetales, proteínas magras (pescado, pollo, pavo), productos bajos en grasas, nueces y semillas. Evite la ingestión excesiva de carnes rojas así como de alimentos procesados.

4. Grasa "buena" (no saturada) vs. grasa "mala" (grasas saturadas y trans)—conozca la diferencia y ¡evite grasas "malas"!

5. Ácidos grasos Omega- 3 (DHA > EPA).

6. Antioxidantes

7. Vitaminas: Ácido Fólico, B12, Vitamina D (vía una nutrición adecuada, o un suplemento según sea necesario en forma de comprimido o líquido).

8. En general, ¡mientras menos ingredientes aparezcan en la lista de la etiqueta mejor!

9. Productos lácteos bajos en grasa, cuando sea posible.

10. Café (cafeinado): unas cuantas o quizás varias tazas temprano en el día podrían ser beneficiosas.

En cuanto a la recomendación #2, cuando hago las sugerencias sobre la dieta para mis pacientes, recomiendo el siguiente enfoque por pasos hacia el mejoramiento dietético. Debido a que existen potenciales consecuencias negativas a la salud en el plan de dieta que aparece más adelante (es necesario considerar la historia médica del paciente antes de hacer una recomendación), es necesario que cualesquiera y todos los cambios en la dieta sean supervisados y aprobados por el médico tratante. Por ejemplo, los pacientes con diabetes que están predispuestos a una condición denominada cetoacidosis no deberán seguir la dieta que aparece más adelante. Otro efecto secundario potencial que se ha reportado de las dietas bajas en carbohidratos incluye estreñimiento o diarrea, dolores de cabeza y debilidad muscular.

Semana 1

No haga cambios drásticos en la dieta. Durante la primera semana los pacientes deberán estar más "conscientes" de lo que consumen, ver con detenimiento las etiquetas de nutrición e ingredientes, e ir a comprar alimentos en una variedad de mercados y establecimientos de productos naturales. Esto debería ayudarlos a educarse sobre los tipos de alimentos más favorables. Lea y vuelva a leer las recomendaciones anteriores y siguientes varias veces y compare las selecciones de alimentos que se han hecho en el pasado con las selecciones planificadas para el futuro. Compre una balanza (con análisis de la grasa corporal) y comience un registro semanal de peso, porcentaje de grasa corporal, circunferencia de la cintura y nivel de actividad (incluya el número de sesiones de ejercicio semanal y cantidad total de tiempo de ejercicio). Registre esta información en las hojas de registro del diario de dieta que se encuentra en el sitio web www.TheADplan.com/espanol, e incluya todas las comidas consumidas durante dos días de la semana (por ejemplo, miércoles y sábado).

Semana 2

Continúe las hojas de registro de dieta según las instrucciones anteriores, y haga un seguimiento de la mejor manera posible del total de gramos de carbohidratos. Una variedad de sitios web y folletos pueden dar estimados (visite www.MedicalNutritionFacts.com para encontrar mayor información sobre la dieta y nutrición para la prevención de la EA). Una vez que lo apruebe y sólo bajo la supervisión de cerca de un médico, póngase una meta de 130–150 gramos de carbohidratos al día, y minimice aquellos con un alto índice glucémico. Comience a hacer esfuerzos para seguir el desglose general de macronutrientes al día que se describió anteriormente (proteína vs. grasa vs. carbohidratos) y aumente las opciones de carnes magras y bajo en grasa, mientras disminuye los azucares refinados y agregados. Trate de consumir pescado por lo menos dos veces esta semana, aumente las frutas, vegetales y demás alimentos ricos en anti-oxidantes.

Semanas 3–4

Continúe las hojas de registro de dieta según las instrucciones anteriores. Haga el mejor seguimiento posible del total de gramos de carbohidratos, y fíjese una meta de 110–130 gramos de carbohidratos al día. Reduzca aquellos carbohidratos con un alto índice glucémico. Haga un seguimiento del desglose general de macronutrientes al día mencionado anteriormente (proteína vs. grasa vs. carbohidratos). Continúe un incremento por pasos de carnes magras y opciones bajas en grasa, mientras reduce las azucares refinadas y añadidas. Trate de consumir pescado dos o tres veces cada semana, continúe incrementando alimentos ricos en antioxidantes, e incremente las frutas y vegetales.

Semanas 5–6

Continúe lo anterior pero ahora trate de reducir los carbohidratos a 90–110 gramos al día. Minimice los carbohidratos con un alto índice glucémico.

Semanas 7–8

Continúe lo anterior pero ahora trate de reducir los carbohidratos a 70–90 gramos al día. Minimice aquellos con alto índice glucémico. Si ocurren síntomas de cetoacidosis (Primeros síntomas: mayor fatiga, cansancio y somnolencia, debilidad, aumento de sed, micción frecuente, resequedad de la piel y lengua seca, calambres en las piernas, aliento con olor a fruta, malestar estomacal, náuseas. Síntomas posteriores: vómito, falta de aire, aumento de frecuencia respiratoria o pulso), incremente la cantidad de carbohidratos en la dieta, y hable con el médico de cabecera o el médico tratante de inmediato. Si los síntomas son moderados o severos vaya a la Sala de Emergencia o vea inmediatamente al médico de cabecera o médico que lo supervisa.

Semanas 9 y posteriormente

Continúe la dieta según la tolere. Reduzca los carbohidratos a 65 gramos o menos al día, si lo tolera. Si ocurren los síntomas de cetoacidosis (Primeros síntomas: mayor fatiga, debilidad, aumento de sed, micción frecuente, resequedad de la piel y lengua seca, calambres en las piernas, aliento con olor a fruta, malestar estomacal, náuseas. Síntomas posteriores: vómito, falta de aire, aumento de frecuencia respiratoria o pulso), incremente la cantidad de carbohidratos en la dieta, y hable con el médico de cabecera/médico tratante. Si los síntomas son moderados o severos vaya a la Sala de Emergencia o vea un médico de cabecera o médico que lo supervisa inmediatamente. Aunque puede ser necesario consumir aún menos carbohidratos que las cantidades mencionadas anteriormente, cualquier intento de dieta muy baja en carbohidratos (cetogénica) se deberá hacer bajo la estricta supervisión del médico tratante. Los diabéticos deben evitar las dietas cetogénicas ya que podrían ocurrir graves consecuencias de salud.

29. ¿Qué otras intervenciones de vida, como la modificación del estrés o una mayor interacción social, podrían tener un impacto en la prevención del Alzheimer?

El seguimiento continuo con el médico de cabecera es esencial para el mantenimiento rutinario de la salud. Cualquier factor de riesgo vascular (tensión alta, colesterol, diabetes/azúcar alta, etc.) tiene el potencial de incrementar el progreso del deterioro de la memoria y podría causar que la enfermedad de Alzheimer ocurra antes de lo esperado. Los pacientes deben revisar los resultados de colesterol y considerar tratamiento. Aunque no se ha comprobado, las drogas de colesterol, también conocidas como medicamentos de estatina, podrían ser beneficiosos y demorar el deterioro cognitivo. Existen estudios en marcha que tratan este tema y se debe consultar con el médico tratante los riesgos y beneficios del uso de las estatinas. En aquellos pacientes que se encuentran en riesgo, recomiendo terapia con estatina (generalmente simvastatina, que es un medicamento genérico que se está estudiando en un ensayo grande) en pacientes con un nivel de colesterol en el límite o alto. En ocasiones hasta consideraría utilizar estos medicamentos en dosis bajas en pacientes con el colesterol casi normal, en caso de que esto pudiera prevenir o retardar el progreso de la enfermedad. Esta es una decisión compleja que se debe equilibrar con el riego-beneficio de este tipo de terapia.

Aún no se ha determinado el potencial de "neuroprotección" con terapias tales como Axona. Inducir una cetosis podría ayudar a proteger la mitocondria al reducir el daño oxidativo, pero no hay datos ni ensayos que hayan estudiado Axona en términos de la prevención o demora en el inicio de Alzheimer.

Existe evidencia que demuestra un incremento en la eficiencia mitocondrial y menos daño oxidativo cuando se alimenta triglicéridos de cadena media (como Axona) a perros. Aunque este es un hallazgo intrigante, el uso de Axona para fines distintos al autorizado con el fin de demorar el inicio de Alzheimer seguirá siendo controversial hasta que se compruebe su eficiencia.

En mi práctica, he utilizado esta estrategia en unos pocos y selectos pacientes que desean que se realice "cualquier cosa y todo" y que aceptan la relación asociada riesgo-beneficio.

Las estrategias adicionales importantes incluyen el manejo del estrés psicosocial cotidiano (el cual tiene efecto negativo acumulativo en el tiempo), minimizando el estrés traumático mayor, incrementando interacciones sociales, aprendiendo nuevas destrezas e involucrándose en nuevos pasatiempos.

Estrés

Procesos de pensamiento repetitivo o el sobre-razonamiento de pensamientos negativos puede tomar elementos estresantes relativamente menores y transformarlos en resultados más significativos (Stawski y Rosnick, 2007).

Los individuos que se abstienen de sobre-razonar podrían responder de manera distinta a los factores estresantes de su vida y podrían mejorar la memoria y el pensamiento. De hecho, no es el estrés en sí, sino la percepción y el procesamiento del estrés lo más importante que se debe enfocar.

Se ha encontrado que los individuos que tienen angustias repetidas y se les dificulta tratar su angustia: tienen peores resultados de salud cognitiva, y tienen menor volumen de cerebro.

El término *neurótico* refleja la tendencia de un individuo a responder a un factor de estrés con una cantidad desproporcionada de negatividad. Se ha demostrado que el estrés incrementa la velocidad del deterioro cognitivo y el estrés diario disminuye la memoria activa (aún el estrés en un día). De hecho, el trabajo constante y/o el estrés de vida con el tiempo pueden envejecer el cerebro ¡hasta por cuatro años! Los individuos que responden con mayor negatividad a las molestias menores cotidianas podrían presentar un incremento en el deterioro de la memoria y el pensamiento a medida que envejecen.

La angustia o el sobre-razonamiento (pensamientos repetitivos, no constructivos) causa un deterioro en el rendimiento en las pruebas cognitivas (Brasschot, Thayer, y Gerin 2006). La angustia también tiene efectos negativos independientes en el corazón.

¿Qué es lo que hace que los trastornos neuróticos causen este deterioro? Hay una investigación en marcha sobre esta pregunta y algunas hipótesis incluyen efectos sobre los factores de riesgo metabólico y la calidad del sueño.

Los marcadores de trastornos neuróticos, específicamente la ansiedad y vulnerabilidad al estrés, están relacionados con un deterioro cognitivo más rápido y mayor posibilidad de desarrollar Alzheimer (Wilson, 2003). Estos efectos negativos de trastornos neuróticos, incluyendo el estrés psicológico, ocurren muchos años antes del inicio de los síntomas y son un factor de riesgo directo para esa enfermedad.

El estrés, cuando se prolonga durante un largo periodo de tiempo, conlleva a peores resultados cognitivos. Los estudios han demostrado que la reducción de estrés realmente podría tener un efecto positivo en las regiones del cerebro que están involucradas con la memoria (Holzel, Lazar y colegas, 2008-09). Algunas intervenciones que se considera que luchan contra el "estrés cerebral" incluyen yoga, meditación y terapia de autoestima, aunque se deben realizar estudios adicionales para confirmarlo.

Se ha demostrado que la baja autoestima exacerba el estrés. Los retos psicosociales combinados con una retroalimentación negativa también podrían influenciar la liberación de la hormona del estrés y se podría correlacionar con volúmenes más pequeños del centro de memoria del cerebro (hipocampo).

Interacciones sociales

Una variedad de investigaciones han estudiado las interacciones sociales incluyendo las redes y vínculos sociales, y sus efectos sobre el funcionamiento cognitivo. No estamos seguros porqué o cómo las relaciones sociales más rigurosas podrían proteger la memoria. Una idea es que los factores hormonales podrían mediar el estrés y por ende ser protectores. Las interacciones entre las actividades sociales, psicológicas y físicas son importantes porque funcionan en combinación para mantener la cognición y posiblemente proteger contra un deterioro más adelante. Desde una perspectiva de intervención, los programas multi-modales que se integran en la vida cotidiana probable-mente den el mejor beneficio.

El mejor consejo que puedo dar lo compartió con-migo un amigo, fan de los Yankee y colega que se ha dedicado sin cansancio a ayudar a pacientes con EA y sus cuidadores. Su madre sufrió de EA y su padre fue su dedicado cuidador, y tuve el placer de compartir un tiempo con él hace algunos años ayudándolo en la concientización sobre EA. Él simplemente dijo, "¡Permanezcan comprometidos con la vida!" Estas son exactamente las palabras que digo todos los días a aquellos que se preocupan por que pudieran desarrollar el Alzheimer.

30. ¿Puede resumir el mejor plan de prevención para la Enfermedad de Alzheimer?

Una combinación de intervenciones farmacológicas y no farmacológicas muchos años antes del posible inicio del Alzheimer puede retardar el inicio o disminuir la gravedad de la enfermedad de Alzheimer y posiblemente otras disfunciones cognitivas asociadas (deterioro relacionado con la edad, demencia vascular).

Aunque esperamos que estas intervenciones algún día demuestren ser efectivas para retardar el inicio del Alzheimer, ciertamente necesitamos más estudios científicos que estén bien diseñados. Estos estudios tomarán muchos años, y cientos de millones de dólares. Mientras tanto, aplico el enfoque de considerar la relación riesgo-beneficio cuando sugiero las siguientes intervenciones para los pacientes que atiendo en mi práctica clínica.

Las Diez Mejores Consideraciones para Prevenir la Enfermedad de Alzheimer

1. Aumentar la actividad física según se tolere y según apruebe el médico de cabecera—sugerir un entrenador personal si hay problema de motivación, ya que el ejercicio físico mejora la función del cerebro y beneficia al resto del cuerpo—recomendar ejercicio por lo menos 3–4 veces a la semana, por 45–60 minutos si se tolera. Si el paciente tiene sobrepeso, es importante tratar de perder peso con el tiempo a través de la combinación de dieta y ejercicio.

2. Mantener una dieta sana (discutir esto con el médico de cabecera o el nutricionista). Seguir la dieta y los lineamientos de nutrición del Capítulo 28, incorporando una dieta estilo Mediterráneo, incluyendo frutas y vegetales, proteína magra (pescado, pollo, pavo), alimentos bajos en grasas, nueces y semillas. Evitar las carnes rojas y los alimentos

procesados en exceso. Aumentar los antioxidantes. Es muy importante disminuir los carbohidratos, especialmente los carbohidratos de alto contenido glucémico como el azúcar refinado. Los pescados como caballa, trucha, arenque, sardinas, atún blanco y salmón salvaje tienen un alto contenido de dos tipos de ácidos grasos Omega-3, el ácido eicosapentaenoico (EPA) y el ácido docosahexaenoico (DHA).

3. Incrementar la socialización, incluyendo programas de actividades, clases para adultos, y grupos sociales. Aprender un nuevo idioma, un tema nuevo, o un pasatiempo nuevo, especialmente en grupo, puede resultar particularmente útil.

4. ¡Relájese! Identificar primero y luego reducir lo que le produce estrés en su vida. Piense en positivo y acuda al médico de cabecera (psiquiatra) para una guía general. Considerar un terapeuta si el estrés es un problema serio. Tratar de mantener una vida equilibrada. Considerar practicar la meditación, yoga, y otras actividades agradables que relajan y calman. Dormir adecuadamente también es fundamental. Aprender más sobre la higiene del sueño y asegurarse de recibir una evaluación médica por el medico tratante si hay dificultad para dormir o si siente una fatiga extrema durante el día.

5. Aumentar la actividad mental incluyendo video-juegos como Brain Age y Big Brain Academy, etc. (Nintendo DS o Nintendo Wii). Los rompe-cabezas, juegos de palabras, lectura de libros, cruci-gramas, y demás juegos que requieran pensar también pueden ayudar unas cuantas veces a la semana (retar al cerebro puede ayudar a mante-nerlo). Existe un sitio web llamado www.lumosity. com, que es una buena fuente de actividades del cerebro el cual hace un seguimiento del progreso del paciente. Recomiendo usar ese programa una vez a la semana.

6. Escuchar música (especialmente música clásica) y considerar las actividades y programas educativos que se encuentran en el sitio web www.Music TherapyForMemory.com.

7. Control continuado con el médico de cabecera para mantenimiento regular de la salud. Cualquier factor de riesgo vascular (presión arterial alta, colesterol, diabetes/azúcar alto, etc.) incrementará la tasa de avance del deterioro de la memoria. Hacer revisar el nivel del colesterol y considerar tratamiento (si bien no se ha demostrado, los medi-camentos para el colesterol [estatinas] pueden ofre-cer beneficios y pueden retardar el deterioro cognitivo [se están realizando estudios para tratar

este tema]). Los riesgos y beneficios del uso de las estatinas deben discutirse en detalle con el médico tratante. Si se diagnostica presión arterial alta, considerar el tratamiento con un inhibidor ACE (por ejemplo, lisinopril, perindopril, o captopril debido a su capacidad de atravesar la barrera de sangre del cerebro). Los inhibidores de la ACE pueden ofrecer algunos beneficios de protección (se está realizando investigaciones, aunque no se ha comprobado).

8. Garantizar una ingesta adecuada de vitaminas esenciales. Considerar un suplemento multivitamínico cada día, Ácido Fólico 1 mg (total) cada día, B12, y Vitamina D 1.000–2.000 I.U. cada día (o quizás más) podrían resultar beneficiosos (se requieren más estudios científicos). Los riesgos-beneficios deben discutirse en detalle con el médico tratante (y quizás haya que revisar o realizar ciertos análisis de sangre). Considerar cerca de 10 a 15 minutos de exposición a la luz solar al día.

9. Cúrcuma (raíz de cúrcuma). Comprar en un establecimiento de productos naturales.

10. Suplementos de aceite de pescado (debe contener DHA y EPA, mientras más DHA, mejor). Tratar de consumir por lo menos 250 mg de DHA en

cada cápsula para un total de por lo menos 1.000–1.500 mg diarios de DHA específicamente. Al principio, intentar con una cápsula cada día después de una comida abundante (con agua o jugo), luego aumentar, si lo tolera, a una cápsula dos veces al día después de una semana más o menos. Se sugiere comenzar con una dosis baja e incrementar lentamente hasta alcanzar una dosis total adecuada de DHA/EPA. Considerar las Carlson Super DHA Gems que contienen 500 mg de DHA y 200 mg de EPA por cápsula, y otra marca es Life's DHA (Martek), pero cualquier marca con un alto contenido de DHA es recomendada. (Las cápsulas de aceite de pescado generalmente contienen 1.000 mg en TOTAL de aceite de pescado en cada cápsula, pero cada una tiene una cantidad distinta de DHA). Como una alternativa, puede utilizar aceite de pescado líquido (considerar Nutri Supreme Omega-3EPA/DHA, 1–888–68-NUTRI, que contiene 845 mg de DHA y 900 mg de EPA por cucharadita.

Conclusión

Cuando di mi primera conferencia sobre la enfermedad de Alzheimer al inicio del año 2000, mis comentarios estuvieron limitados a quince minutos sobre el tratamiento y cero minutos sobre su prevención. Ahora, puedo dedicar hasta una hora y quince minutos sobre el tema del tratamiento y por lo menos cuarenta y cinco minutos sobre el tema de la prevención. De hecho, sólo el año pasado, y por primera vez en mi carrera, me invitaron como orador sobre el tema de la prevención del Alzheimer en congresos que varían desde nuestro Curso Anual de Neuro-Actualización del Departamento de Neurología de la Facultad de Medicina Miller de la Universidad de Miami localmente, hasta el Congreso Mundial de la Academia Americana de Medicina Anti-Envejecimiento.

Si esta tendencia es un indicativo del panorama futuro de la enfermedad de Alzheimer, entonces podemos confiar en que la ciencia y la medicina tienen el poder para combatir esta enfermedad devastadora. Además, el año pasado en los Estados Unidos, se promulgó el Proyecto de Ley Nacional de Alzheimer (*NAPA-por sus siglas en inglés*). NAPA es una gestión sin precedentes que ayudará a crear una estrategia nacional coordinada para batallar la crisis de salud pública más desafiante que enfrenta nuestra nación en la actualidad. El año pasado, la generación posguerra *[baby boomers]* cumplirá 65 años. Considerando que el factor de riesgo principal de la enfermedad de Alzheimer es el envejecimiento, no se puede enfatizar demasiado la importancia de NAPA.

NAPA ayudará a ayudará a nuestro gobierno con la creación de un plan de estrategia nacional para superar la epidemia del Alzheimer a través del espectro de cuidado del paciente, investigación y apoyo para el cuidador. Se dará énfasis a los programas institucionales, basados en el hogar y la comunidad, y en sus resultados. Los pacientes y cuidadores podrían sentir consuelo por el hecho de que nuestro gobierno está incrementando los esfuerzos contra la enfermedad de Alzheimer, una enfermedad que forzosamente nos afecta todos.

Permanezco fiel a mi compromiso y espero con esperanza la próxima década de avances en el tratamiento y la prevención de la enfermedad de Alzheimer.

Encuesta del Lector

Si después de leer este libro desea compartir sus comentarios y sugerencias para hacer las ediciones futuras más útiles para usted, por favor visite este enlace para llenar una breve encuesta del lector:

www.surveymonkey.com/s/TheADplanEspanol

Antes de publicar la edición próxima, seleccionaremos al azar a 50 personas que completen la encuesta y les enviaremos una copia gratuita del libro cuando salga a la venta. Además, y como una muestra especial de nuestro agradecimiento, lo incluiremos en una rifa de una tarjeta de regalo de Amazon.com por $100. En esta edición hemos incluido varias sugerencias gracias a lectores como usted, y les agradecemos sus comentarios. Igualmente, para suscribirse a nuestro boletín gratuito enviado por correo electrónico, visite:

www.TheADplan.com/Newsletter.php

RECURSOS

Sitios web útiles citados en este libro

www.TheADplan.com/espanol
Aquí encontrará actualizaciones periódicas de
este libro, las últimas noticias, las hojas del diario
para registrar la dieta, opiniones de los lectores,
y mucho más.

www.TherapyForMemory.com
Programa educativo y de actividades musicales
accesible para pacientes y familias, música suave
para escuchar mientras duerme.

www.TheADdiet.com
¡Pronto! Plan de Dieta detallado para el
tratamiento y la prevención

www.lumosity.com
Programa de actividad del cerebro para usar semanalmente y hacer seguimiento del progreso.

www.alz.org/espanol
Recursos para los cuidadores, grupos de apoyo y un mundo de información y oportunidades educativas sobre la enfermedad de Alzheimer

www.alzfdn.org
Información y recursos sobre la EA para pacientes y familias

www.health.gov
Información educativa útil sobre la salud y la nutrición.

www.nia.nih.gov/alzheimers
Excelente información general sobre la EA proporcionada por los Institutos Nacionales de la Salud.

www.MedicalNutritionFacts.com
Plan detallado de nutrición para el tratamiento y la prevención del Alzheimer

APÉNDICE B
Guía de Selección de Alimentos: Sugerencias útiles para el tratamiento y la prevención

¿Usualmente comienza usted el día con cereal, avena instantánea, o pan blanco tostado? Pruebe yogur sin grasa (y sin azúcar añadido), bayas/nueces, avena cortada en máquina, o claras de huevo con brócoli, espinaca, y queso sin grasa rallado.

¿Usa dos sobrecitos de azúcar en su café? Intente reducirlo a un sobre y medio, y luego otra vez a un paquete (¡o menos!) lentamente con el tiempo para que sus papilas gustativas se acostumbren. O intente edulcorantes naturales mínimamente procesados, como el néctar de agave, un toque de miel (sin refinar ni filtrar) o stevia (sustituto natural del azúcar) en vez.

¿Sólo tiene jugo en el refrigerador? Llene la mitad del vaso con agua, añada hielo, y luego llene el resto con jugo. Mejor aún, tome primero un vaso de agua al comenzar su comida.

¿Se encuentra en el pasillo de los cereales del supermercado? Escoja aquellos con alto contenido de fibra (más de 6 gm/ración), que ayuda a retardar la digestión y reduce las fluctuaciones de los niveles de azúcar/insulina en la sangre. All-Bran® (Extra Fiber) y Kashi® (Go Lean) son dos opciones para considerar.

¿Acostumbra comer un bocadillo/emparedado para el almuerzo? Intente una ensalada en su lugar, agregando pavo sin grasa o pechuga de pollo a la parrilla, con bayas (también conocidas frutos del bosque), aguacate, garbanzos, granos, linaza, y un poco de aceite de oliva extra virgen, vinagreta balsámica sin grasa, o vinagreta de frambuesa.

¿No puede decirle no al pan? Digale sí al pan 100% integral, que contenga por lo menos unos cuantos gramos de fibra por ración.

¿Se le antojan unas papas fritas? Remplácelas con rebanadas de boniato (también conocidas como batata o camote) horneado.

¿Queso, por favor? Pruebe el queso cheddar, suizo, crema, o "cottage" sin grasa.

¿Hay sopa? Gazpacho, sopa miso (de la comida China), o sopa de vegetales con cubos de pavo, pollo, o tofu.

¿Prefiere el té frío dulce? Comience por agregar la mitad de lo usual con edulcorante, luego reduzca la cantidad agregada gradualmente por varias semanas hasta que sus papilas gustativas se acostumbren. O pruebe edulcorantes naturales mínimamente procesados, como el néctar de agave, o un poco de miel (sin refinar ni filtrar) en cambio.

¿Cena pesada? Agregue un poco de vinagre a su ensalada antes de la comida, lo que podría ayudar a retardar la digestión, por lo tanto reduce el índice glucémico.

¿Va a comer fuera de casa? Busque el menú saludable—la mayoría de los restaurantes (incluso los de comida rápida) en los Estados Unidos (y en algunos otros paises) tienen varias opciones en el menú.

¿Noche de pasta? Pruebe espaguetis/fideos de calabacín, o una ración pequeña de pasta 100% integral, cocida firme, lo que reduce el índice glucémico.

¿Le gusta el arroz blanco? Que tal si prueba el arroz integral (por ejemplo, el arroz Basmati integral), quínoa, cuscús, o cebada en cambio.

¿Le provoca puré de papas? Pruebe puré de coliflor en su lugar. También funcionan otros vegetales como el céleri o los nabos.

¿Una bebida alcohólica con la cena? Un vaso diario de vino tinto (o blanco) podría ser bueno para el corazón y el cerebro.

¿Necesita una merienda entre comidas, no puede decirle no al postre, o no tiene tiempo para una comida completa porque siempre está apurado? Intente un puño pequeño de nueces (debido al contenido graso, debe consumirse con moderación), o fruta en su lugar, como bayas (los ejemplos aparecen en los capítulos anteriores), o mejor aún, un smoothie o jugo natural (con frutas frescas y vegetales, sin azúcar agregada, y leche o yogurt sin grasa).

¿Adicto al chocolate? Pequeñas cantidades de chocolate oscuro, bajo en carbohidratos, sin azúcar, o endulzado con alcoholes del azúcar son las mejores opciones (por ejemplo, manitol, sorbitol).

APÉNDICE C
Terminología de Alimentos: Consideraciones Generales

La siguiente lista ayudará a los lectores a comprender las opciones dietéticas y nutricionales que se encuentran disponibles en el supermercado, establecimientos de alimentos naturales, restaurantes, y en su propia cocina.

Orgánico: Se certifica que el alimento ha sido producido cumpliendo ciertos estándares (como por ejemplo, manejo, almacenamiento, producción) y los ingredientes no contienen sustancias prohibidas (por ejemplo, pesticidas sintéticas, fertilizantes químicos) y no son modificados genéticamente. En los Estados Unidos la producción se maneja a través de la Ley de Producción de Alimentos Orgánicos (OFPA-*siglas en inglés*), la cual integra métodos culturales, biológicos, y mecánicos que fomentan las ideas de "alternar los recursos, promover el equilibrio ecológico, y conservar la biodiversidad."

Enriquecido vs. Fortificado: *Enriquecido* se refiere al remplazo de nutrientes que se pierden con el procesamiento. Esto incluye las vitaminas ácido fólico, hierro, niacina, riboflavina, y tiamina, que con frecuencia son necesarios para cumplir con los estándares de la FDA. Al escoger sus alimentos, entienda que los alimentos enriquecidos indican que han sido procesados y por lo tanto, han perdido nutrientes. Evite este tipo de alimentos procesados cuando sea posible, y preferiblemente seleccione alimentos frescos (o crudos), bien sea con o sin nutrientes fortificados. *Fortificado* se refiere a los nutrientes que se añaden a la comida, además de los nutrientes que ya se encontraban originalmente en la comida. Sin embargo, esto no la convierte en una opción más saludable en relación con los alimentos frescos.

Alimentos frescos: Sin procesamiento, preservación, o congelación. También se conocen como alimentos crudos.

"Fuente excelente de," "Alto contendido de," "Rico en": Contiene al menos 20% del Valor Diario de un nutriente específico o tipo de fibra dietética.

Afrecho: El recubrimiento, o la parte externa del grano, que contiene la más alta concentración de fibra, vitaminas B, y antioxidantes.

Grano entero: Contiene todos los elementos que ocurren naturalmente, como el afrecho, endosperma (por ejemplo, carbohidratos almidonados, proteínas) y germen. El trigo entero es una forma de grano entero. El trigo es tan sólo una forma (saludable) del grano. Lo importante es buscar la palabra "entero" en el empaque (o el primer ingrediente), y evitar "multi-granos" o "siete granos," ya que estos podrían no tener las partes más saludables de los granos.

Aceite de oliva extra-virgen: Se produce prensando las aceitunas sin añadirles solventes. Debe tener una acidez libre baja (<0.8%), que indica una mejor calidad. Si bien tiene un alto contenido de grasa saturada y calorías (de modo que use pequeñas cantidades), ha demostrado que puede elevar el colesterol HDL ("bueno").

Grasa Trans: Vinculada a la obesidad, enfermedad cardiaca, envejecimiento acelerado, y cáncer. Al cuerpo le resulta difícil metabolizarla. Tenga presente que los alimentos que se comercializan como "sin grasa trans" todavía podrían tener un alto contenido de grasa saturada (y/o insaturada) y calorías. Además, las regulaciones de la FDA permiten que los procesadores de alimentos escriban "cero grasas trans" en la etiqueta aunque la comida en realidad contenga 0.49 gramos (por ración). Si lee la lista de ingredientes, puede que vea aceite parcialmente hidrogenado, que es la principal fuente de grasa trans.

Grasa saturada: Una alta ingesta de esta grasa está vinculada con la enfermedad cardiaca, obesidad, y algunos cánceres. Puede elevar el colesterol LDL (el colesterol "malo"). Hay varias grasas saturadas, algunas más seguras que otras. En general, sin embargo, es buena idea limitar las grasas saturadas.

Grasa poliinsaturada: Contiene un balance de los ácidos grasos omega-3 y omega-6.

Grasa monoinsaturada: A veces denominada la "grasa saludable para el corazón," que en realidad puede reducir el colesterol "malo" (LDL).

Huevos con "Omega-3": Las gallinas reciben una dieta rica en ácidos grasos omega-3 (por ejemplo, linaza, ácido alfa-linolénico). Busque marcas que contengan al menos 200 mg por huevo.

Huevos "de corral": El Departamento de Agricultura de los Estados Unidos solamente requiere que las gallinas pasen parte de su tiempo afuera para que sus productores puedan etiquetarlos como huevos "de corral" o "de campo". Es importante destacar que el término "de corral" no necesariamente implica "orgánico." Los huevos orgánicos provienen de gallinas que se alimentaron con alimentos orgánicos y no recibieron antibióticos. Los huevos orgánicos con frecuencia tienen un contenido más elevado de ácidos grasos omega-3, lo que los convierte en una opción más saludable a los huevos regulares (y la mayoría de los huevos de corral).

Sustitutos de huevo: Hechos con claras de huevo, que normalmente contienen 0 mg de colesterol (1/4 taza) versus más de 200 mg en un huevo de tamaño grande equivalente. Algunas marcas contienen hasta 99% de claras de huevo, junto con una mezcla de productos lácteos, gomas vegetales, vitaminas, y otros nutrientes. Un ejemplo que debe considerar es el Egg Beaters® Original refrigerado.

Índice glucémico (GI): Sistema de clasificación para indicar la respuesta de glucosa en la sangre relativa a los alimentos que contienen carbohidratos. Usando una escala de 0 a 100 se clasifican los carbohidratos según la medida en que elevan los niveles de glucosa en la sangre (y subsiguientemente, la cantidad de insulina que el cuerpo libera como respuesta). Los alimentos bajos en GI producen un incremento pronunciado menor en los niveles de la glucosa y la insulina, probablemente se deba a su metabolismo lento, digestión, y/o absorción. Los alimentos de alto GI requieren más insulina para metabolizar y causan un incremento más pronunciado en la glucosa en sangre.

Sustituto del azúcar: Simula el sabor del azúcar, tiene menos calorías (energía), y puede hacerse de componentes naturales o sintéticos. Actualmente se han aprobado seis en los Estados Unidos (cinco sintéticos: aspartame, sucralosa, neotame, acesulfamo de potasio, sacarina; uno natural: stevia).

Edulcorantes artificiales: No afectan los niveles de azúcar en la sangre pero están hechos de componentes sintéticos. A la fecha de publicación de este libro, si bien existe una controversia sobre si los edulcorantes artificiales plantean riesgos para la salud, la FDA no ha recibido suficiente evidencia científica para considerarlos inseguros. Existe, sin embargo, cierta evidencia que sugiere que las bebidas que contienen edulcorantes artificiales podrían resultar perjudiciales si se mantienen a temperaturas elevadas (más de 80°F) por varios días. Se requieren más estudios en este aspecto.

Jarabe de maíz de alta fructosa (HFCS): Si bien ofrece la misma dulzura relativa que la fructosa, es altamente procesado y, lo más importante, contiene un alto índice glucémico. El uso del HFCS en la fabricación de alimentos se ha extendido ampliamente hoy en día a pesar de las preocupaciones de salud asociadas (como la obesidad, síndrome metabólico), y por varias razones (como por ejemplo un costo menor que el del azúcar refinado, prolongación de la vida útil, facilidad para mezclar en las bebidas).

Edulcorantes naturales mínimamente procesados:
Una variedad de edulcorantes derivados de las plantas.
Algunos de las opciones más recientes y populares
incluyen el néctar de agave, stevia, y miel cruda (no fil-
trada). Otras incluyen la melaza negra sin azufre, dátiles crudos secos/azúcar de dátiles, y jarabe de arce
oscuro 100% puro. Estos tipos de edulcorantes tienen
un sabor un poco "más fuerte", de modo que la misma
dulzura deseada se obtiene usando menos de estos productos, y por lo tanto se reduce la ingesta de calorías,
la glucosa en la sangre, y la liberación de la insulina.
El uso en exceso de edulcorantes puede quitarles su
potencial de ser beneficiosos.

Alcoholes del azúcar: También conocidos como
polioles, son menos dulces que el azúcar, tienen menos
calorías, y presentan un índice glucémico más bajo.

Azúcar refinada: El azúcar ha pasado por el proceso
de extracción del azúcar (sucrosa) de los materiales de
la planta y luego se han eliminado otros materiales no
deseados del azúcar crudo extraído (por ejemplo, las
fibras de la caña de azúcar o de la remolacha de azúcar).
El azúcar blanco completamente refinado es casi 100%
sucrosa y esencialmente no contiene ningún elemento
nutricional (por ejemplo, vitaminas, minerales, proteínas), lo que se conoce como "calorías vacías" o "comida
chatarra." En los últimos años, se liberó un azúcar

nueva refinada con un GI más bajo en Australia. Según la página web de la compañía, LoGiCane® es una azúcar menos refinada que el azúcar blanco, crudo, y moreno y retiene muchos de los nutrientes que usualmente se eliminan en el procesamiento del azúcar (como los polifenoles, antioxidantes, minerales orgánicos y el calcio).

Centros de Investigación de la enfermedad de Alzheimer en los Estados Unidos

ALABAMA (AL)
Universidad de Alabama
www.uab.edu/adc
205-934-3847

ARIZONA (AZ)
Instituto Banner de Alzheimer
www.azalz.org
602-239-6525

ARKANSAS (AR)
Universidad de Arkansas
alzheimer.uams.edu
501-603-1294

CALIFORNIA (CA)
Universidad de Stanford
alzheimer.stanford.edu
650-852-3287

Universidad de California @ Davis
alzheimer.ucdavis.edu
916-734-5496

Universidad de California @ Irvine
www.alz.uci.edu
949-824-5847

Universidad de California @ Los Angeles
www.adc.ucla.edu
310-206-6397

Universidad de California @ San Diego
adrc.ucsd.edu
858-622-5800

Universidad de California @ San Francisco
memory.ucsf.edu
415-476-6880

Universidad de California del Sur
www.usc.edu/dept/gero/ADRC
213-740-7777

FLORIDA (FL)
Instituto Byrd de Alzheimer
www.floridaadrc.org
866-700-7773

GEORGIA (GA)
Universidad de Emory
www.med.emory.edu/ADC
404-728-6950

ILLINOIS (IL)
Universidad del Noroeste
www.brain.northwestern.edu
312-908-9339

Centro Médico de la Universidad Rush
www.rush.edu/radc
312-942-2362

INDIANA (IN)
Centro de la Enfermedad de Alzheimer de Indiana
iadc.iupui.edu
317-278-5500

KENTUCKY (KY)
Centro de Alzheimer de la Universidad de Kentucky
www.mc.uky.edu/coa
859-323-6040

MARYLAND (MD)
Universidad John Hopkins
www.alzresearch.org
410-502-5164

MASSACHUSETTS (MA)
Universidad de Boston
www.bu.edu/alzresearch
617-638-5368

Hospital General de Massachusetts
www.madrc.org
617-726-3987

MICHIGAN (MI)
Universidad de Michigan
www.med.umich.edu/alzheimers
734-764-2190

MINNESOTA (MN)
Clínica Mayo
mayoresearch.mayo.edu/mayo/
research/alzheimers_center
507-284-1324

MISSOURI (MO)
Universidad de Washington
alzheimer.wustl.edu
314-286-2882

NUEVA YORK (NY)
Universidad de Columbia
www.alzheimercenter.org
212-305-1818

Facultad de Medicina Mount Sinai
www.mssm.edu/psychiatry/adrc
212-241-8329

Universidad de Nueva York
www.med.nyu.edu/adc
212-263-8088

CAROLINA DEL NORTE (NC)
Centro Médico de la Universidad Duke
adrc.mc.duke.edu
866-444-2372

OREGON (OR)
Universidad de Salud y Ciencias de Oregon
www.ohsu.edu/research/alzheimers
503-494-6976

PENNSYLVANIA (PA)
Universidad de Pennsylvania
www.uphs.upenn.edu/ADC
215-662-7810

Universidad de Pittsburgh
www.adrc.pitt.edu
412-692-2700

TEXAS (TX)

Universidad de Texas @ Southwestern
www.utsouthwestern.edu/alzheimers/research
214-648-9376

WASHINGTON (WA)

Universidad de Washington
www.depts.washington.edu/adrcweb
206-277-3281

Para una lista actualizada de los Centros de Investigación de la Enfermedad de Alzheimer que se encuentran ubicados en los Estados Unidos, favor visitar el sitio web de los NIH: www.nia.nih.gov/Alzheimers/ResearchInformation/ResearchCenters

En este sitio, usted encontrará un documento que puede descargar con un Directorio completo de los Centros para la Enfermedad de Alzheimer. El directorio detallado incluye información completa como nombres de las personas de contacto y direcciones completas de cada uno de los centros.

Medicamentos para Alzheimer en los Estados Unidos y sus Equivalentes en Latinoamérica y España

Nombre del Medicamento en los Estados Unidos— Genérico (Marca)	Nombre Internacional del Medicamento Alterno— Marca (País)
Donepezil/Donepezilo (Aricept)	Alzaimax, Cebrocal, Crialix, Cristaclar, Endoclar, Lirpan, Oldinot, Onefin, Valpex (Argentina)
	Carencil, Donecil (Perú)
	Alzit (Colombia)
	Aricept Flas (España)
	Dazolin (Chile)
	Eranz (Argentina, Brasil, Chile, Colombia, Costa Rica, Guatemala, Honduras, Nicaragua, Panamá, Perú, El Salvador, Venezuela)
	Evimal (Chile)

Nombre del Medicamento en los Estados Unidos— Genérico (Marca)	Nombre Internacional del Medicamento Alterno— Marca (País)
Rivastigmina (Exelon parche)	Exelon (Argentina, Chile, Colombia, Ecuador, España, México, Venezuela, Perú)
	Remizeral (Argentina)
	Prometax (España, Brasil)
Galantamina (Razadyne ER)	Numencial (Argentina)
	Proneurax (Venezuela)
	Reminyl (Argentina, Colombia, Costa Rica, República Dominicana, Ecuador, España, Guatemala, Honduras, México, Nicaragua, El Salvador, Chile)
Memantina (Namenda)	Akatinol (México, Colombia, Argentina)
	Axura (España, Portugal)
	Carrier, Conexine, Fentina, Lucidex, Merital, Neuroplus, Pronervon (Argentina)
	Ebixa (Argentina, España, México)
	Eutebrol (México, Ecuador, Chile, Colombia, Perú)
	Ilumin, Limember (Perú)
	Memax, Mimetix (Chile)

www.ingramcontent.com/pod-product-compliance
Lightning Source LLC
Chambersburg PA
CBHW072120270326
41931CB00010B/1611